»Der Anfang war eine feine Verschiebung in der Grundeinstellung der Ärzte«

Die Charité im Nationalsozialismus
und die Gefährdungen der modernen Medizin

Katalog zur Ausstellung

Judith Hahn (Hg.)

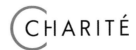

Berlin, 2020

Schwabe Verlag

GeDenkOrt
Wissenschaft in Verantwortung

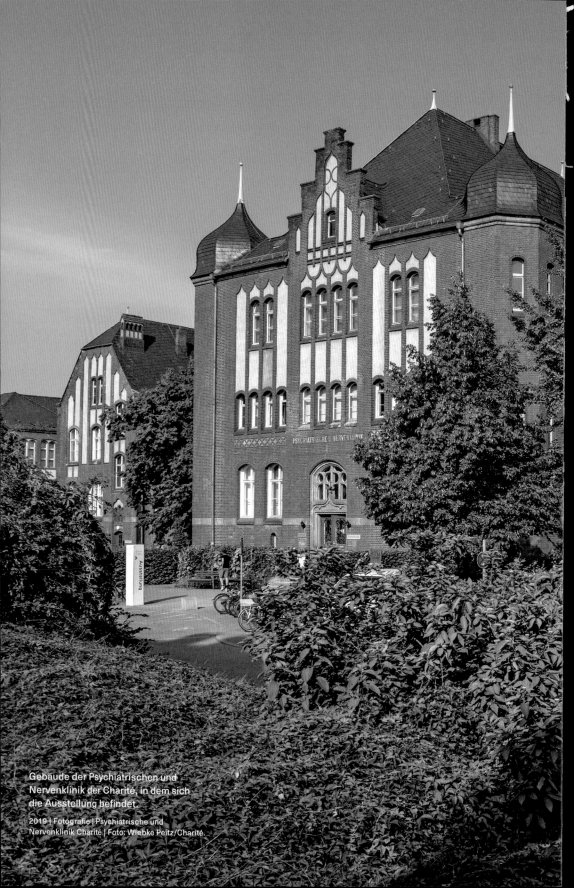

Gebäude der Psychiatrischen und
Nervenklinik der Charité, in dem sich
die Ausstellung befindet.

2019 | Fotografie | Psychiatrische und
Nervenklinik Charité | Foto: Wiebke Peitz/Charité.

Grußwort

Die vorliegende Publikation dokumentiert die Ausstellung über die Charité im Nationalsozialismus und die Gefährdungen moderner Medizin. Ausstellung und Katalog sind Resultat des Projektes »Wissenschaft in Verantwortung – GeDenkOrt.Charité«, mit dem sich die Berliner Universitätsmedizin historischer Verantwortung stellt, die sich aus den Verfehlungen insbesondere der NS-Zeit ergibt. Zudem wird ein Bezug zur Gegenwart hergestellt, werden Chancen und Risiken biomedizinischer Wissenschaft und Praxis in ethischer, sozialer und kultureller Perspektive thematisiert. Medizinische Wissenschaft muss Grenzen überwinden, das ist ihre Aufgabe. Zugleich aber müssen die Würde des Menschen und der Respekt vor dem Leben stets oberstes Gebot bleiben. Es ist dieser doppelte Ansatz, der nicht nur erinnern will, sondern historische Erkenntnisse auch für aktuelle Diskurse fruchtbar zu machen sucht, mit dem die Charité eine Kultur kontinuierlicher Auseinandersetzung über die Herausforderungen und Gefährdungspotentiale in Medizin und Naturwissenschaften etablieren will. ● Der Titel der Ausstellung – Der Anfang war eine feine Verschiebung in der Grundeinstellung der Ärzte – nimmt ein Zitat des österreichisch-amerikanischen Psychiaters und Neurologen Leo Alexander (1905 – 1985) auf, der im Nürnberger Ärzteprozess 1946 als Sachverständiger der Anklagebehörde auftrat und zu ergründen versuchte, wie es zu den Medizinverbrechen der NS-Zeit hatte kommen können. Auch wenn es große Unterschiede zwischen aktuellen Diskussionen und dem gibt, was damals geschah, so bleibt doch als gültige Erkenntnis, dass es lediglich einer »feinen Verschiebung« bedurfte, um fatale Entwicklungen in Gang zu setzen. Auch deshalb ist es wichtig, in ständiger Auseinandersetzung einen breiten gesellschaftlichen Konsens darüber herzustellen, welches Handeln erwünscht ist und wo Gefährdungen des Individuums oder von Minderheiten entstehen. Als bedeutende Forschungsinstitution muss sich die Charité diesen Fragen stellen, um Studierende und junge Ärzt*innen zu einer Wissenschaft in Verantwortung zu befähigen. ● Schon bei der Eröffnung der Ausstellung im November 2017 bin ich nach einem Katalog gefragt worden. Ich habe mich dafür eingesetzt und bin froh, dass er nun in deutscher und englischer Ausgabe vorliegt. Möge er dazu beitragen, dem Projekt »Wissenschaft in Verantwortung – GeDenkOrt.Charité« eine große Reichweite zu verleihen.

Berlin, September 2019, Prof. Dr. Karl Max Einhäupl
Ehemaliger Vorstandsvorsitzender der Charité und Schirmherr des Projektes

Vorwort

Jede Anwendung medizinischen Wissens, auch die Umsetzung medizinisch-wissenschaftlicher Vorhaben, berührt unweigerlich Fragen der Menschenwürde. In ihrer Doppelrolle als Wissenschaftler und Behandler stehen Ärztinnen und Ärzte fortwährend in der Verantwortung, ihr Denken und Handeln an den Rechten der oder des Einzelnen zu orientieren und Vorkehrungen zu treffen, um Verletzungen der Menschenwürde abzuwenden. Das Bewusstsein für eine von Verantwortung gegenüber den Menschen geprägte Haltung in Forschung, Lehre und Krankenversorgung zu festigen, ist zentrales Anliegen des Projektes »Wissenschaft in Verantwortung – GeDenkOrt.Charité«. Das Kooperationsprojekt der Charité – Universitätsmedizin mit der Universität der Künste Berlin nimmt neben historischen Konzepten auch Ansätze der Medical Humanities auf. Mit seinen Angeboten der Information und Diskussion wie auch mit künstlerischen Mitteln wendet es sich sowohl an ein Fachpublikum als auch an die interessierte Öffentlichkeit. • Die im vorliegenden Band dokumentierte Ausstellung entstand 2017 im Rahmen des Kooperationsprojektes und versteht sich als dauerhaftes Angebot der historischen Information. Mit ihrer Auswahl an Themen will die Ausstellung Wissen bereitstellen und dazu anregen, in differenzierter Weise über ethische Grenzfragen und Gefährdungen der modernen Medizin nachzudenken. Sie legt einen Schwerpunkt auf die Charité im Nationalsozialismus. In dieser Zeit missachteten Mediziner*innen in besonderem Maße Grundsätze ärztlichen Denkens und Handelns. Bewusst geht die Ausstellung jedoch nicht nur auf klar erkennbare Medizinverbrechen ein, sondern auch auf fragwürdiges Handeln in Graubereichen und unter Nutzung individueller Handlungsspielräume. An zwei Punkten weitet sie den zeitlichen Horizont: Die Frage des Umgangs mit menschlichen Überresten in der anatomischen Sammlung der Charité führt bis in die Kolonialzeit zurück. Um Kontinuitäten der Ausgrenzung Geschlechtskranker zu verdeutlichen, blickt sie bis in die Kaiserzeit. • Die Ausstellung nähert sich dem Thema der Charité im Nationalsozialismus von zwei Seiten. Sie gibt der Perspektive Betroffener Raum und lässt Opfer medizinischer Grenzüberschreitungen wie auch verfolgte Wissenschaftler*innen und Studierende mit persönlichen Aussagen zu Wort kommen. Daneben präsentiert sie wissenschaftliche Kontexte und Akteur*innen zweifelhaften bis eindeutig grenzüberschreitenden medizinischen Handelns. Dieser Teil der Ausstellung ist überwiegend entlang von Fachdisziplinen gegliedert, zwei Kapitel widmen sich zusätzlich den übergreifenden Aspekten der Anpassung von Studierenden und Universität an den »Führerstaat«. ● Der vorliegende Katalog dokumentiert die Ausstellung. Dem dokumentarischen Teil sind ergänzend und erläuternd einführende Beiträge vorangestellt, die – ausführlicher als in der Ausstellung möglich – Kontexte und Zugänge zum Thema der Charité im Nationalsozialismus und der Gefährdungen der modernen Medizin aufzeigen. Der parallel zur Ausstellung entstandene Erinnerungsweg »Remember« (https://remember.charite.de) auf dem historischen Gelände der Charité erlaubt zudem eine Annäherung über das Medium der Kunst. ● Ausstellung und Katalog sind Produkte des Projektes »Wissenschaft in Verantwortung – GeDenkOrt.Charité«. Die Realisierung der Ausstellung ist der Förderung durch den Freundeskreis der Charité e. V., die Stiftung Deutsche Klassenlotterie Berlin und die Friede Springer Stiftung zu verdanken. Dank gilt auch der Charité, die sich des Projektes angenommen, den Ausstellungsraum in der Psychiatrischen und Nervenklinik zur Verfügung gestellt und die Finanzierung des vorliegenden Katalogs in englischer und deutscher Sprache übernommen hat. Besonders ist dabei Karl Max Einhäupl zu danken, der sich als Vorstandsvorsitzender der Charité – Universitätsmedizin Berlin immer wieder persönlich für das Projekt eingesetzt hat. Dem Schwabe Verlag Berlin sei für die verlässliche Zusammenarbeit bei der Realisierung des Katalogs gedankt. ● Bei der Erarbeitung der gemeinsam mit Laura Hottenrott kuratierten Ausstellung hat uns eine Projektgruppe unterstützt, allen voran Thomas Beddies, Heinz-Peter Schmiedebach und Thomas Schnalke, mit denen wir Konzeption und Inhalte diskutieren konnten. Auch Gerda Fabert und die Kolleg*innen Susanne Doetz, Rainer Herrn und Udo Schagen aus dem Institut für Geschichte der Medizin und Ethik in der Medizin der Charité haben zum Gelingen beigetragen. Ihnen allen gilt unser Dank. Zu danken haben wir ebenso all jenen weiteren Unterstützern des Projektes, die Unterlagen bereitgestellt und uns Bildmaterial überlassen haben. Namentlich sei Hans Coppi genannt, der maßgeblich an der Formulierung des Ausstellungskapitels zum Umgang des Anatomischen Instituts mit Leichnamen aus der Hinrichtungsstätte Berlin-Plötzensee mitgewirkt hat.

Berlin, August 2019, Dr. Judith Hahn
Institut für Geschichte der Medizin und Ethik in der Medizin der Charité

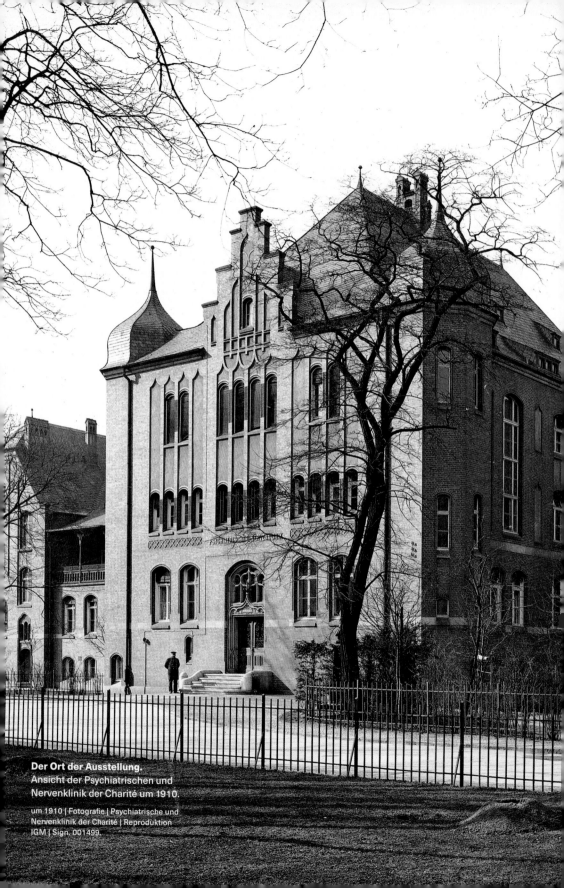

Der Ort der Ausstellung.
Ansicht der Psychiatrischen und
Nervenklinik der Charité um 1910.

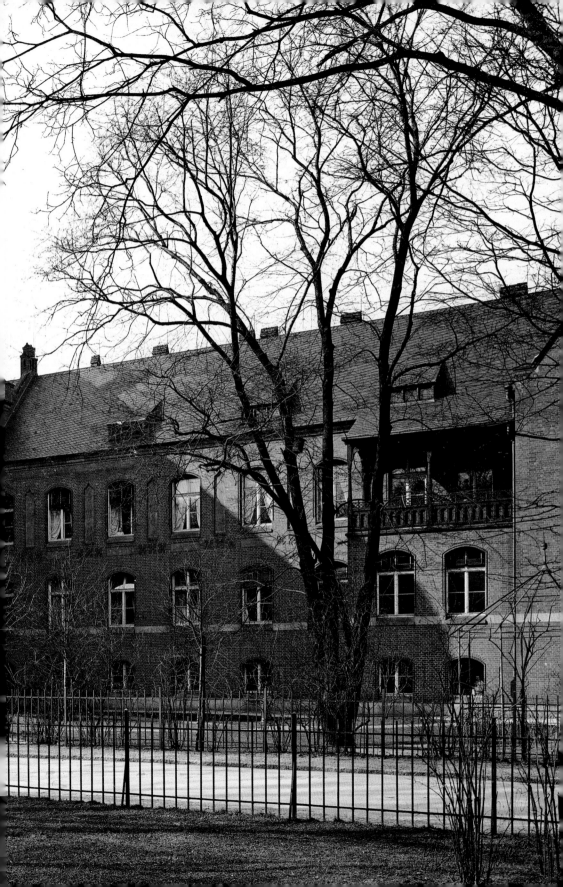

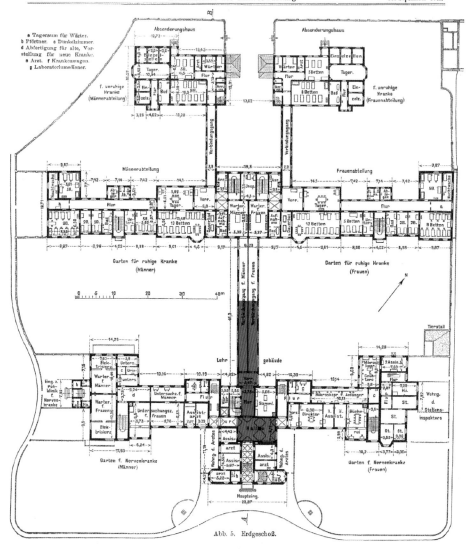

Abb. 5. Erdgeschoß.

Grundriss der Psychiatrischen und Nervenklinik der Charité, 1911.
Die Ausstellung befindet sich im Erdgeschoss der Klinik und erstreckt
sich über mehrere Durchgangsräume (rot markiert). Bei der Konzeption
der Ausstellung war auf die räumlichen Gegebenheiten des historischen Bauwerks und auf aktuelle Nutzungen Rücksicht zu nehmen.

1911 | Grundriss | aus: Die neue Psychiatrische und Nervenklinik in der Charité Berlin,
in: Zentralblatt der Bauverwaltung 31 (1911) Nr. 75, S. 464 | ZLB | Digitalisat 2008
URN: https://nbn-resolving.de/urn:nbn:de:kobv:109-1-14267930.

Historische Annäherungen

Thomas Beddies und Judith Hahn

Über den Ort, über Gegenstände und Ereignisse: Auf drei Ebenen bieten sich Besucher*innen in der Ausstellung historische Zugänge, die eine Annäherung an das Kernthema– die Charité im Nationalsozialismus und Gefährdungen der modernen Medizin – ermöglichen.

Klinikgebäude und Charité-Campus – authentische Orte

Die Ausstellung befindet sich in der Psychiatrischen und Nervenklinik der Charité auf dem historischen Campus Berlin-Mitte. Bis heute dient die 1904 in Betrieb genommene Klinik der wissenschaftlichen Forschung und der Behandlung psychisch und neurologisch Erkrankter. Sie ist damit zugleich ein historischer und gegenwärtiger Ort medizinischen Denkens und Handelns. ● Bauzeitlich zeichnete sich das Gebäude durch eine großzügige Architektur aus und folgte der damals modernen programmatischen Konzeption, Neurologie und Psychiatrie unter einem Dach zu vereinen. So erklärt sich die eigenartige Gliederung des Gebäudes: Der vordere Teil mit Haupteingang war der Neurologie, der dahinterliegende der Psychiatrie gewidmet. Die beiden Pavillons in der dritten Reihe dienten der Absonderung »unruhiger Kranker«. Neurologie und Psychiatrie waren durch einen überdachten, zweigeteilten Korridor verbunden. Diese Teilung durchzog das gesamte Gebäude von vorne bis hinten und verweist auf die Trennung der Geschlechter. Linksseitig waren männliche, rechts weibliche Patienten untergebracht. Darüber hinaus trennte eine Mauer die Klinikanlage vom Gelände der Charité. Die Abschottung verweist einerseits auf das Sicherheitsbedürfnis der Zeit zum Schutz vor »Irren«. Andererseits bescherte sie Patient*innen einen Klinikgarten, in dem sie sich frei bewegen konnten. ● In seiner Substanz ist das Gebäude bis heute unverändert geblieben. Anhand sich überlagernder ursprünglicher und aktueller Ausstattungselemente im Innern wird es in seiner Nutzung durch Patient*innen und als Wirkstätte von Ärzt*innen und Wissenschaftler*innen damals wie heute begreifbar. Als authentischer Ort lädt es zum Nachdenken beispielsweise über die Entwicklung der Fachdisziplinen Neurologie und Psychiatrie mit ihren Veränderungen im Umgang mit Patient*innen ein.

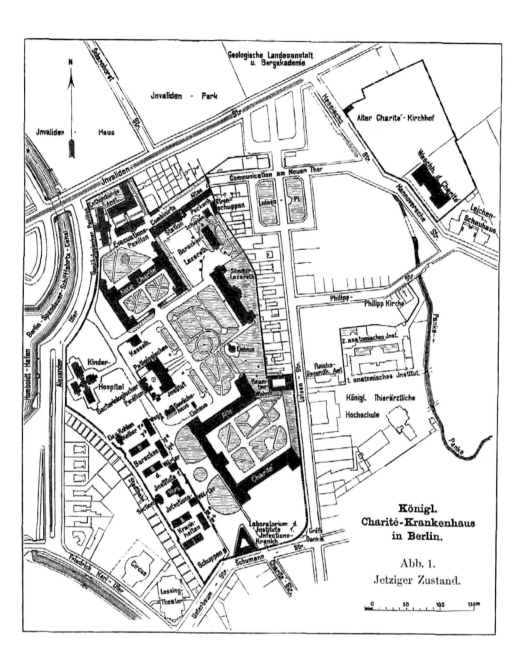

Königl.
Charité-Krankenhaus
in Berlin.

Abb. 1.
Jetziger Zustand.

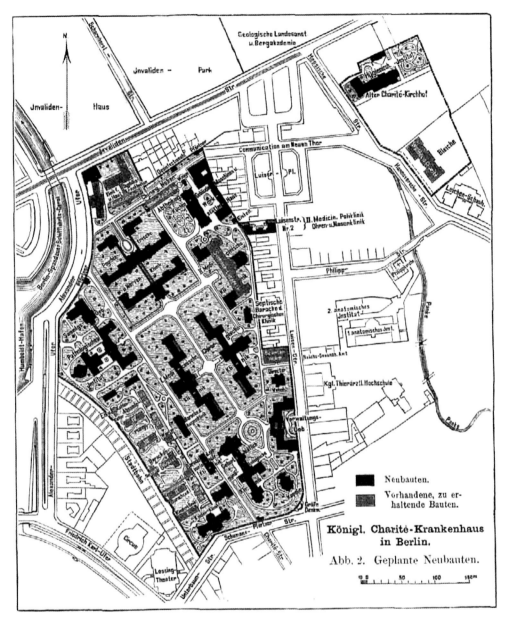

Pläne zur umfassenden Erneuerung der 1710 erbauten Charité.
Zwischen 1895 und 1917 entstand das heute sichtbare Gebäude-
ensemble mit seinen roten Backsteinfassaden. Links der Bestands-
plan, rechts die Neubauplanungen von 1895.

1895 | Lagepläne | aus: Die Neubauten der Königlichen Charité in Berlin, in:
Centralblatt der Bauverwaltung 17 (1897) Nr. 19, S. 206f. | ZLB | Digitalisat 2008
URN: https://nbn-resolving.de/urn:nbn:de:kobv:109-1-14083778.

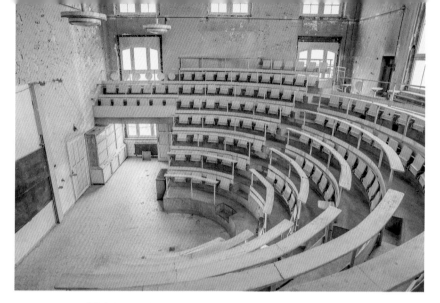

Blick in den »Strahlenhörsaal«, 2016. Der Hörsaal gehörte ursprünglich zur II. Frauenklinik in der Charité, nach 1945 zur neu erbauten Geschwulst- und Strahlenklinik. Aufgrund der unmittelbaren Mauerlage wurde der Lehrbetrieb darin 1961 eingestellt, der Raum verschlossen und seitdem nicht mehr genutzt. Zukünftig soll er dem Projekt »Wissenschaft in Verantwortung – GeDenkOrt.Charité« als Besucherzentrum und Veranstaltungsort dienen.

2018 | Fotografie | Strahlenhörsaal | Foto: Wolfgang Chodan.

Im Unterschied zu Gedenkstätten, die zur Erinnerung an Krankenmorde der NS-Zeit in (ehemaligen) Heilanstalten entstanden, handelt es sich bei der Klinik um einen Ort der medizinischen Wissenschaft und Praxis. Patient*innen wurden hier untersucht, begutachtet und kurzfristig behandelt. Für eine dauerhafte Unterbringung war die Klinik nicht gedacht, Patient*innen wurden gegebenenfalls an Heilanstalten verwiesen. Klinikärzt*innen waren damit nur mittelbar an Krankenmorden der NS-Zeit beteiligt. Zu Zwangssterilisationen gemäß dem »Gesetz zur Verhütung erbkranken Nachwuchses« von 1933 trugen Ärztinnen und Ärzte dagegen direkt bei, mit erbbiologischen Gutachten und als Beisitzer beim Erbgesundheitsgericht. Auf beide Aspekte geht die Ausstellung ausführlicher ein. ● Die Psychiatrische und Nervenklinik, im Zentrum des Campus Berlin-Mitte gelegen, ist Bestandteil der historischen Charité-Anlage. Mit ihren um 1900 errichteten backsteinernen Klinikgebäuden steht die gesamte Anlage unter Ensembleschutz. Beim Rundgang durch die Ausstellung sind durch die Fenster benachbarte Kliniken zu sehen, auf die die Ausstellung Bezug nimmt. Ausblicke, etwa auf den ehemaligen Mauerstreifen am Rande des Charité-Campus, erlauben zusätzliche historische Verortungen. Die stadträumlich zentrale Lage nahe dem Regierungsviertel und Kultureinrichtungen wie dem Berliner Medizinhistorischen Museum der Charité, dem Naturkundemuseum oder dem Hamburger Bahnhof – Museum der Gegenwart bietet weitere Anknüpfungspunkte, sich der Geschichte der Charité in ihrer Bedeutung als ältestes Berliner Krankenhaus und Forschungseinrichtung von Weltrang zu nähern. Ein Zeitstrahl in der Ausstellung liefert hierzu Erläuterungen.

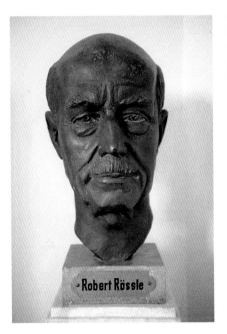

Büste Robert Rössles. Die Bronze-Büste befindet sich im Pathologischen Institut der Charité.

2017 | Fotografie | Porträt-Büste Robert Rössles Reproduktion | Foto: Wolfgang Chodan.

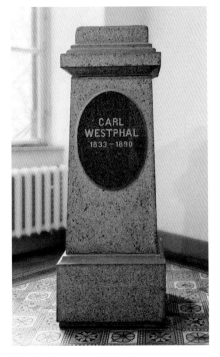

Denkmalsockel im Foyer der Psychiatrischen und Nervenklinik.

2018 | Fotografie | Sockel des Denkmals für Carl Westphal | Foto: Wolfgang Chodan.

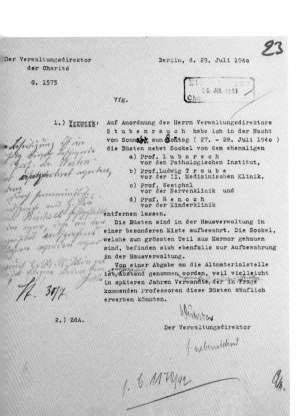

Büsten nebst Sockel entfernt. Vermerk des Verwaltungsdirektors der Charité nach vollzogener Demontage der Denkmäler von vier Wissenschaftlern auf dem Charité-Gelände, 1940.

1940 | Vermerk | Der Verwaltungsdirektor der Charité nach erfolgter Demontage von vier Denkmälern, 29.07.1940 | Reproduktion | UA-HUB Sign. Akte Nr. 2744, Bl. 23.

Büsten und Denkmäler – Gegenstände einer Charité-Erinnerungskultur

Die Charité verfügt über eine besondere Erinnerungskultur. In der Tradition der Gelehrtendenkmäler begannen Ärzte und Wissenschaftler im ausgehenden 19. Jahrhundert, geschätzte Lehrer und Kollegen, zumeist zu Ende des Berufslebens, mit Porträt-Büsten oder -Gemälden zu ehren. Bis heute prägen inner- und außerhalb der Klinikgebäude aufgestellte Denkmäler wie selbstverständlich den Campus. Als historische Gegenstände sind sie mehr als eine künstlerisch aufwertende Kulisse. Bei näherem Hinsehen zeigt sich, dass auch sie über eine Geschichte verfügen, die beispielsweise über dynastisches Denken, ästhetische Vorlieben, den Umgang unter Kolleg*innen und Prozesse der Selbstvergewisserung im akademischen Betrieb erzählen kann. Zeitbedingt wechselten Porträt-Büsten ihren Standort, wurden verändert, beschädigt, einige verschwanden ganz. Mit einem Denkmal für die Ärztin Rahel Hirsch (1870 – 1953) ehrte die Charité 1996 erstmals auch eine Frau. • In der Zeit des Nationalsozialismus wurden vier Porträt-Büsten jüdischer Wissenschaftler Gegenstand einer retrospektiven Säuberungsaktion. Eine Folge dieses antisemitischen »Bildersturms« an der Charité ist heute noch sichtbar: Im Foyer der Psychiatrischen und Nervenklinik steht ein leerer Denkmalsockel. Die Bronze-Büste des Psychiaters und Neurologen Carl Westphal (1833 – 1890), Klinikleiter von 1869 bis 1890, die er ursprünglich trug, fehlt. Das Denkmal war 1901 am Eingang der Psychiatrischen und Nervenklinik errichtet worden, als Gegenstück zu dem heute noch existierenden Monument für Wilhelm Griesinger (1817 – 1868), dem Vorgänger Westphals. 1940 entfernte die Verwaltung der Charité Sockel und Büste. In den 1980er Jahren wurde lediglich der Sockel beschädigt wiedergefunden und im Foyer der Psychiatrischen und Nervenklinik aufgestellt. Erläuternde Tafeln machen seine Geschichte kenntlich und integrieren ihn in die Ausstellung. • Die Beseitigung dieses und drei weiterer Denkmäler setzte der Direktor der Kinderklinik Georg Bessau (1884 – 1944) in Gang. 1939 verlangte er eine »Überprüfung« der »nicht arischen Herkunft« seines Vorgängers Eduard Henoch (1820 – 1910). In der Folge ließ der Verwaltungsleiter der Charité 1940 die Denkmäler von Otto Lubarsch (1860–1933), Ludwig Traube (1818 – 1876), Carl Westphal und Eduard Henoch demontieren und zwei Jahre später zerstören. • Mit Blick auf die NS-Zeit steht die Charité heute vor der Frage, wie mit Denkmälern von Medizinern umzugehen ist, die in zweifelhafte Forschungen eingebunden waren. Derzeit umstritten ist beispielsweise die Erinnerung an Robert Rössle (1876 – 1956), Direktor des Pathologischen Instituts der Charité von 1929 bis 1949. Er wurde 1949 mit dem Nationalpreis der DDR geehrt. In Berlin-Buch erhielt eine Klinik seinen Namen, eine Straße wurde nach ihm benannt. Eine Denkmal-Büste steht im Institut für Pathologie der Charité. Das Wirken Rössles während der NS-Zeit würde nach dem aktuellen Forschungsstand eine Ehrung seines Namens nicht mehr zulassen. • Zwei weitere Wissenschaftler, nach denen auf dem Campus Berlin-Mitte Straßen benannt wurden und deren damit verbundene Ehrung diskutiert wird, sind der Psychiater Karl Bonhoeffer und der Chirurg Ferdinand Sauerbruch. Die Ausstellung informiert über das Handeln dieser Ärzte in der NS-Zeit.

Der Nürnberger Ärzteprozess – historisches Ereignis mit Folgen

Der Arztberuf ist dem Heilen verpflichtet. Im Widerspruch dazu steht die historische Erkenntnis, dass insbesondere in der NS-Zeit Ärzt*innen Patient*innen

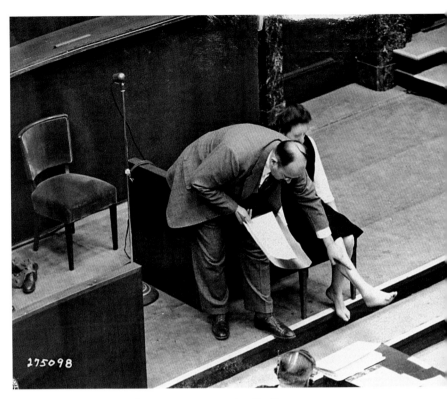

Während des Nürnberger Ärzteprozesses 1946/47: Der Neurologe, Psychiater und Psychoanalytiker Leo Alexander als Sachverständiger der amerikanischen Anklagebehörde mit der Zeugin
und Überlebenden von KZ-Menschenversuchen Maria Broel Plater
(1913–2005), 1946. Alexander hatte 1927 an der Berliner Universität
promoviert und war 1933 in die USA emigriert. Im Zweiten Weltkrieg
trat er in die US-Luftwaffe ein. Er trug maßgeblich zur Formulierung
des »Nürnberger Kodex« für medizinische Versuche bei.

1946 | Fotografie | Der Sachverständige Leo Alexander und die Zeugin Maria Broel
Plater im Nürnberger Ärzteprozess, 20.12.1946 | USHMM | Sign. 81969.

und Proband*innen schadeten oder diese töteten. Im Nürnberger Ärzteprozess
1946/47 standen 23 Mediziner*innen und ranghohe Vertreter des Gesundheits-
wesens vor Gericht, angeklagt, persönlich oder vermittelt für solches Handeln
verantwortlich gewesen zu sein. Bereits damals wurde deutlich, dass die Angeklagten keine »Verrückten« waren, auch nicht sadistisch. Es handelte sich
mehrheitlich um (militär-)medizinische Spitzenvertreter, oftmals Hochschullehrer, fachlich anerkannt und wissenschaftlich erfahren. Allein sieben der
Angeklagten gehörten der Berliner Medizinischen Fakultät an. Wie also konnte
es zu Medizinverbrechen wie Menschenversuchen in Konzentrationslagern
und Krankenmorden (»Euthanasie«) kommen? • Früh schon hat der Sachver-
ständige der Anklagebehörde beim Nürnberger Ärzteprozess 1946/47, Leo
Alexander (1905–1985), darauf eine Antwort gegeben. Der Neurologe, Psychiater und Psychoanalytiker führte im Prozessverlauf ausführliche Interviews mit

den Angeklagten. Sein Diktum von 1949, eingangs der Ausstellung präsentiert, gibt Besucher*innen einen Erklärungsversuch an die Hand, der zugleich auf den Titel der Ausstellung verweist:

»Der Anfang war eine feine Verschiebung in der Grundeinstellung der Ärzte. Es begann mit der Akzeptanz der Einstellung, dass es bestimmte Leben gebe, die es nicht wert seien, gelebt zu werden. Diese Einstellung umfasste in ihrer frühen Ausprägung die ernsthaft und chronisch Kranken. Allmählich wurde der Kreis derjenigen, die in diese Kategorie einbezogen wurden, ausgeweitet auf die sozial Unproduktiven, die ideologisch Unerwünschten, die rassisch Unerwünschten [...]. Es ist wichtig zu erkennen, dass die unendlich kleine Eintrittspforte, von der aus diese Geisteshaltung ihren Lauf nahm, die Einstellung gegenüber nicht rehabilitierbaren Kranken war.«

Der Nürnberger Ärzteprozess 1946/47 markierte den Beginn der Auseinandersetzung mit der Medizin im Nationalsozialismus. Wenn auch eine breite historische Forschung erst in den 1980er Jahren einsetzte – nach einer langen Phase der Verweigerung seitens der Ärzteschaft und der Öffentlichkeit –, leisteten Alexander Mitscherlich (1908–1982) und Fred Mielke (1922–1959) mit ihrer 1947 erstellten Prozessdokumentation einen bis heute gültigen Beitrag. Mit dem »Nürnberger Kodex«, einer Festschreibung medizinethischer Grundwerte, hatte der Prozess zudem Folgen für die ärztliche Berufsordnung, die bis heute fortdauern. In Reflexion der ärztlichen Verfehlungen, die im Prozess deutlich wurden, definierte der »Nürnberger Kodex« neu, unter welchen Voraussetzungen Forschungen am Menschen statthaft seien. Dessen Inhalte, allen voran die Anforderung des »Informed Consent«, der informierten Einwilligung von Proband*innen, flossen als medizinethische Grundsätze in das »Genfer Gelöbnis« des Weltärztebundes von 1948 und 1964 in die »Deklaration von Helsinki« ein.
● Der Ärzteprozess dient der Ausstellung als zentrales Ereignis und Ausgangspunkt, von dem aus der Blick zurück auf das Geschehen in der NS-Zeit gerichtet werden kann. Zugleich bietet er sich als Ausgangspunkt an, um über gegenwärtige Gefährdungen in der modernen Medizin nachzudenken. Denn die medizinische Wissenschaft erweitert fortlaufend ihr Wissen – auch mit Hilfe von Tierexperimenten und Studien an Menschen. Das Spektrum diagnostischer und therapeutischer Eingriffe wird immer größer. Medizinisch Handelnde stehen damit stets von Neuem vor der Frage, wie ein verantwortungsvolles, die Würde des Menschen respektierendes Handeln einzulösen ist. Was ist erlaubt, individuell und gesellschaftlich wünschenswert, wo sind die Rechte von Proband*innen und Patient*innen in Gefahr?

Literatur
● https://denkmaeler.charite.de
● Alexander Mitscherlich, Fred Mielke, Das Diktat der Menschenverachtung, Heidelberg 1947.
● Heinz-Peter Schmiedebach, Psychiatrie im Nationalsozialismus an der Charité und in Berlin (Hefte zur Geschichte der Charité – Universitätsmedizin Berlin, 6), Berlin 2018.

Spannungsfelder und Aporien in der Medizin

Heinz-Peter Schmiedebach

Der Untertitel der Ausstellung verweist auf »Gefährdungen der modernen Medizin«. Im Foyer der Psychiatrischen und Nervenklinik finden Besucher*- innen hierzu sechs kurze Texte vor. Sie beschreiben Spannungsfelder und unauflösbare Widersprüche (Aporien), die der modernen Medizin immanent sind und aus denen Gefährdungen erwachsen. Da diese in der Zeit des National- sozialismus genauso bestanden, wie sie heute bestehen, bietet die Auseinan- dersetzung damit einen systematischen Zugang zu den präsentierten histo- rischen Inhalten und kann darüber hinaus zum Nachdenken über aktuelle Entwicklungen in der Medizin anregen. • Im Verlauf des 19. Jahrhunderts bildete sich ein modernes Wissenschaftssystem heraus. Die Medizin als Human- wissenschaft stützte sich methodisch und inhaltlich zunehmend auf (natur-) wissenschaftliche Erkenntnisse. Als Bestandteil des modernen Wissenschafts- systems ist die Medizin seitdem verstärkt mit Spannungen und strukturellen Widersprüchen konfrontiert, von denen das Risiko ausgeht, in eine menschen- schädigende medizinische und forscherische Praxis abzugleiten. In der Zeit des Nationalsozialismus waren sowohl die äußeren politischen Bedingungen als auch die innere Verfasstheit der Ärzteschaft für viele ärztliche Akteur*innen Voraussetzung genug, um einseitig Position im Sinne einer selektiven und »ausmerzenden« Politik zu beziehen, die das Patientenwohl missachtete. Diese grundsätzlichen Spannungsfelder und Aporien sind aber nach wie vor als der Medizin immanente Gegebenheiten eine andauernde Herausforderung für eine Medizin in Verantwortung, zumal auch die Medizin in modernen Gesell- schaften, wie alle Wissenschaften, nicht unabhängig von der Politik gestaltet werden kann. • Wissenschaft und Politik sind keine getrennten Systeme, son- dern stehen in einem komplexen Wechselwirkungsverhältnis. Obwohl die Frei- heit der Forschung von politischen Vorgaben und Beschränkungen für das Selbstverständnis moderner Wissenschaft von grundlegender Bedeutung ist, gestaltet sich das Verhältnis zwischen Wissenschaft und Politik eher als eine gegenseitige Abhängigkeit. Mitchell G. Ash hat diese Verschränkung als einen Austausch von Ressourcen bezeichnet. Die Politik stellt der Wissenschaft Macht und Geld zur Verfügung. Die Wissenschaft liefert der Politik im Gegenzug

Expertenwissen, um politisches Handeln zu begründen, zu rechtfertigen und zu evaluieren. So kann Wissenschaft auch als Quelle der Legitimität politischen Handelns fungieren. Dieses Wechselverhältnis gilt auch für die Humanwissenschaften, die den Menschen in seinen biopsychosozialen Bezügen untersuchen. Michel Foucault erfasste diese Verschränkung von Humanwissenschaften und Politik mit dem Begriff der »Biopolitik«. Der Begriff bezieht sich auf Machttechniken, die mit Hilfe der Wissenschaft generiert werden und die nicht auf den Einzelnen, sondern auf die Bevölkerung oder auch »das Volk« zielen, auf die Regulierung von einzelnen oder mehreren biologischen Parametern einer Bevölkerung, also z. B. auf die Steuerung der Geburtenrate, des Altersaufbaus, oder auf das körperliche und auch psychische Gesundheitsniveau. Mit Hilfe der von den modernen Wissenschaften entwickelten Techniken scheinen biologische Prozesse in zunehmendem Maße beherrschbar zu werden. In der Zeit des Nationalsozialismus sind diese den modernen Gesellschaften eigenen biopolitischen Verschränkungen ganz besonders zum Tragen gekommen, als zahlreiche soziale Fragen mit Hilfe biologischer Interventionen (z. B. Sterilisation) gelöst werden sollten. • Die im Folgenden angesprochenen sechs Spannungsfelder und Gefährdungen in der Medizin sind einerseits der Medizin selbst und ihrer Forschungspraxis immanent, resultieren aber andererseits auch aus den Strukturen des Systems Wissenschaft und den biopolitischen Verschränkungen.

Die ethische Aporie (Toellner) und die Kollision der Pflichten

Die Medizin muss sich um dauernde Verbesserungen von Therapien bemühen, damit beispielsweise unangenehme oder schädliche Nebenwirkungen von Medikamenten reduziert oder aufgehoben werden. Dabei ist sie auch auf Menschenversuche in klinischen Studien angewiesen. Dadurch wird eine ethische Aporie geschaffen, die Richard Toellner so beschrieb: Es ist unethisch, eine Therapie anzuwenden, deren Sicherheit und Wirksamkeit nicht wissenschaftlich geprüft ist; es ist aber auch unethisch, die Wirksamkeit wissenschaftlich zu prüfen, da bei der Prüfung Schaden für die Proband*innen entstehen kann. Diese Kollision der Pflichten ist unaufhebbar. Die Norm ärztlichen Handelns und die Norm wissenschaftlichen Handelns schließen sich entweder aus oder schränken sich gegenseitig ein. Da dieser Konflikt unlösbar ist, sind besondere Vereinbarungen nötig, wie ethische Deklarationen oder gegenseitige Abkommen etc., die zwar das Risiko eines Schadens nicht grundsätzlich aufheben können, jedoch eine Minimierung des Risikos bedeuten. Allein die Erörterung dieser Aporie in Ausbildung und Beruf kann zu einer Sensibilisierung beitragen, die Gefährdungen in Forschung und Praxis reduziert.

Heilkunde und Vernichtung

In der Medizin besteht hinsichtlich des aktiven Vorgehens bei der Therapie insofern ein universales Problem, als Heilen häufig untrennbar mit der Vernichtung von Körpergewebe verbunden ist, beispielsweise wenn eine Amputation aus lebensnotwendigen Gründen vorgenommen wird. Hierbei wird nicht nur die amputierte Extremität vernichtet, sondern auch die Unversehrtheit des Körpers verletzt. Auch beim antibiotischen »Kampf« gegen die aggressiven Eindringlinge zielt die medikamentöse Gabe auf die Vernichtung der Bakterien, wobei auch benötigte Mikroorganismen häufig mit vernichtet werden.

Ein ähnliches Problem besteht bei der Krebstherapie, bei der nicht nur die karzinomatösen Zellen, sondern auch funktionsnotwendige Zellen abgetötet werden. Viktor von Weizsäcker sprach in diesem Kontext 1933 und 1947 von der Vernichtungsordnung der Medizin. Eine kritiklose Benutzung der Kampfes- und Kriegsmetaphern und eine Verankerung dieser Sichtweise in eine habituelle Selbstverständlichkeit medizinischen Agierens bringt die Gefahr mit sich, über einen scheinbar alternativlosen Ansatz eine Gewöhnung an die Vernichtung in ihren vielfältigen Erscheinungsformen zu fördern. Um diesen Gewöhnungsprozess zu relativieren und die Aufmerksamkeit für Alternativen zu wecken, wäre es vorteilhaft, wenn die Medizin selbst Regulationsmöglichkeiten entwickeln könnte, sodass solche Regularien nicht von außen (Ethik, Religion etc.) an die Medizin herangetragen werden müssen, was unter Umständen deren Akzeptanz bei Ärzt*innen erschwert.

Spannung zwischen Distanz und Empathie

Die Medizinerausbildung ist eine wissenschaftliche Ausbildung, die elementare Bestandteile der Naturwissenschaften in sich integriert. Naturwissenschaftliche wie auch medizinische Erkenntnisse entstehen vielfach als Folge eines experimentellen Vorgehens. Die für diese Erkenntnisgenerierung notwendige Versachlichung und Distanzierung gegenüber dem Untersuchungsgegenstand steht allerdings in einem gewissen Widerspruch zu einem von Empathie und Fürsorge bestimmten ärztlichen Auftreten gegenüber den Patient*innen. Eine lediglich auf Objektivierung gegründete Kommunikation und Haltung im ärztlichen Patientenkontakt birgt die Gefahr in sich, den kranken Menschen lediglich als Quelle für eine Datengenerierung zu betrachten, die Ärzt*innen mit Hilfe moderner Techniken zu verarbeiten haben und aus deren Analyse optimierte Therapieschritte abgeleitet werden. Das für den Heilungsprozess und für eine die Kranken wertschätzende Haltung so wichtige subjektive Patientenerleben der Krankheit in all seinen Facetten wird dabei nicht berücksichtigt. Das Herausfinden eines Kommunikationsweges, der eine professionelle Distanz bei der Analyse von Krankheitsprozessen mit einer empathischen Haltung im Umgang mit den Kranken und Leidenden vereint, ist eine der größten Herausforderungen für die Ausbildung junger Ärzt*innen. Diese Frage besitzt eine hohe Dringlichkeit, da eine einseitige, wenn auch versachlichte Betrachtung gegenüber den Patient*innen immer die Gefahr vergrößert, die individuellen Besonderheiten des leidenden Menschen nicht zu erkennen und zu beachten.

Wirkmächtigkeit von Stereotypen

Der Umgang mit Patient*innen aus den verschiedensten sozialen Schichten, unterschiedlichen Ethnien und mit höchst differenten individuellen Eigensinnigkeiten löst bei Ärzt*innen verschiedenartige Affekte aus. Diese reichen von Sympathie und Interesse bis hin zu Irritation, Abscheu und unüberwindbarem Fremdheitsgefühl. Diese Affekte können die persönliche Art der Hinwendung der Ärzt*innen zu den Patient*innen bestimmen. Zudem werden häufig spontane Werteinschätzungen des personalen Anderen und Einordnungen des Fremden nach Stereotypen aller Art vorgenommen. Die Wirkmächtigkeit solcher Stereotypen kann im Extremfall zu einer menschenverachtenden Haltung gegenüber den Hilfesuchenden führen, deren Interessen nicht mehr berücksichtigt werden. Abgesehen davon können solche Vorprägungen auch den Blick auf das Krankheitsgeschehen trüben und unprofessionelles Vorgehen provozieren. Insbesondere in Zeiten, in denen bestimmte soziale Gruppen fast ausschließlich als Probleme und Kosten verursachende Faktoren in Medien und Politik angesehen werden, ist die Gefahr besonders groß, den in Stereotypen angelegten Abwertungen zu folgen und leidende Personen aus bestimmten Gruppen nicht mit der gleichen Wertschätzung zu behandeln wie andere Personen.

Wissenschaftliche Forschung und Manipulationen

Nationale und internationale Untersuchungen wie auch Aussagen verantwortlicher Personen, die mit der aktuellen Forschungspraxis befasst sind, zeigen in erschreckender Weise, wie in den letzten Jahrzehnten die Tendenz zur Manipulation von wissenschaftlichen Studien bis hin zu bewussten Fälschungen oder Plagiaten zugenommen hat. Einige spektakuläre Betrugsfälle ehemals höchst renommierter Wissenschaftler*innen unterstreichen, dass auch exponierte Personen, die im Zenit ihres Forschungslebens stehen, aus verschiedenen Gründen Forschungsergebnisse fälschen. Das Ursachengefüge für diese Manipulationen ist äußerst weitreichend und nicht allein mit dem Hinweis auf korrupte Forscher*innen und Karrieredruck abzutun. Die Fälschung oder auch Nicht-Veröffentlichung von medizinischen Studien ist insofern mit einer Wissenschaft in Verantwortung nicht zu vereinbaren, als durch falsche Studienergebnisse oder zurückgehaltene Erkenntnisse das ärztliche Handeln beeinflusst wird. Dementsprechend werden Patient*innen nicht nach den besten Möglichkeiten behandelt. Aus diesem Grunde sollten nicht nur die Ursachen für diese in den letzten Jahrzehnten zunehmende Tendenz der Manipulation thematisiert, sondern es sollte auch viel Wert darauf gelegt werden, im Curriculum die Voraussetzungen für die Studierenden zu schaffen, um publizierte Studien kritisch betrachten und einschätzen zu können.

Allokationsprobleme

Die wissenschaftlich-technische Entwicklung in der Medizin vergrößert das in Diagnostik und Therapie zur Anwendung kommende »Arsenal« kolossal. Demgegenüber verhindern die finanziellen und personellen Ausstattungen medizinischer Einrichtungen verschiedentlich die Umsetzung der gegebenen Möglichkeiten, beispielsweise in der Medikamententherapie bei extrem teuren Innovationen. Betrachtet man diese Gegebenheiten unter einem globalen Aspekt, werden die Ungleichgewichte zwischen Ressourcenknappheit und Anwendungsmöglichkeiten noch sehr viel deutlicher sichtbar. In der Medizin des 19. und 20. Jahrhunderts wurde die Ressourcenknappheit in verschiedensten Zusammenhängen als Argument für eine drastische menschenverachtende Selektion zum Thema gemacht und als »minderwertig« bezeichnete Patient*innen wurden von Therapien ausgeschlossen oder gar getötet. Solch eine drastische und menschenverachtende Selektionspraxis ist gegenwärtig nicht zu erwarten. Jedoch wird schon seit einigen Jahren unter den Schlagworten der Rationierung und Verteilungsgerechtigkeit über bestimmte medizinische Güter und Dienstleistungen diskutiert, die aufgrund einer Ressourcenknappheit nicht allen bedürftigen Patient*innen gleichermaßen zugeteilt werden können. Die zukünftige Entwicklung lässt eher erwarten, dass es auch auf diesem Feld zu weiteren Verschärfungen kommt, die eine große Herausforderung für eine Medizin in Verantwortung sind. ● Diese hier beschriebenen Gefährdungen konnten in der Zeit des Nationalsozialismus im Rahmen der biopolitischen Verschränkung besonders deutlich gegen die Interessen der unterschiedlichen Patientengruppen zur Anwendung kommen. Der Blick zurück in die Vergangenheit enthüllt eine extrem menschenverachtende Ausgestaltung dieser der modernen Medizin innewohnenden Gefahrenpotenziale. Da sie in ihrer Grundsätzlichkeit aber heute noch existieren und es trotz aller bioethischen Kodifizierungen auch heute immer wieder zu Verfehlungen mit Schädigung von Patient*innen kommt, ist die Auseinandersetzung auch in Zukunft im Interesse einer Medizin in Verantwortung immer wieder zu führen.

Literatur
- Mitchell G. Ash, Wissenschaft und Politik als Ressourcen für einander, in: Rüdiger vom Bruch, Brigitte Kaderas (Hg.): Wissenschaft und Wissenschaftspolitik. Bestandsaufnahmen zu Formationen, Brüchen und Kontinuitäten im Deutschland des 20. Jahrhunderts, Stuttgart 2002, S. 32–51.
- Michel Foucault, Vorlesung vom 17. März 1976, in: Michel Foucault: In Verteidigung der Gesellschaft. Vorlesungen am Collège de France (1975–76), Frankfurt/Main 1999, S. 276–305.
- Richard Toellner, Medizingeschichte als Aufklärungswissenschaft. Beiträge und Reden zur Geschichte, Theorie und Ethik der Medizin vom 16.– 21. Jahrhundert, Berlin, Münster 2016.

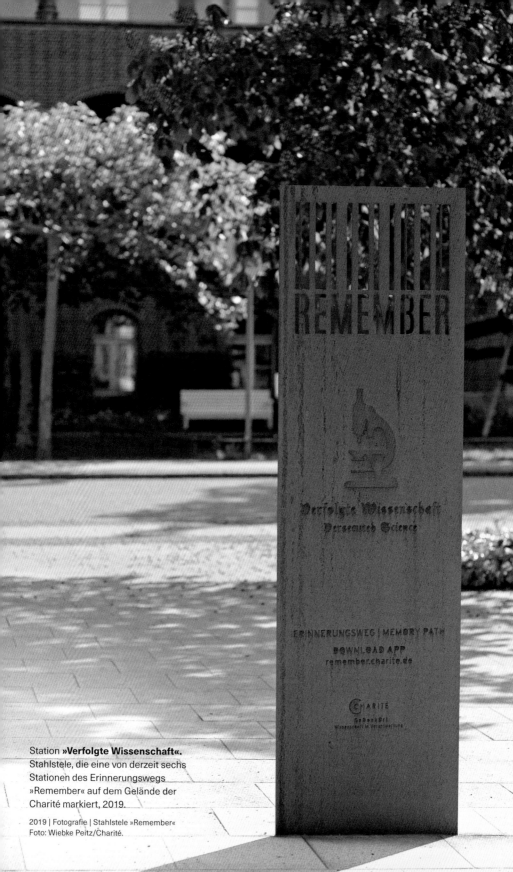

Station **»Verfolgte Wissenschaft«.**
Stahlstele, die eine von derzeit sechs
Stationen des Erinnerungswegs
»Remember« auf dem Gelände der
Charité markiert, 2019.

2019 | Fotografie | Stahlstele »Remember«
Foto: Wiebke Peitz/Charité.

Die Ausstellung und der Charité-Campus Berlin-Mitte

Judith Hahn

Eingangs der Ausstellung finden Besucher*innen eine Videoinstallation vor, die auf den Erinnerungsweg »Remember« aufmerksam macht. Es handelt sich hierbei um ein dezentrales, digitales Kunstwerk der Künstler*innen Sharon Paz, Jürgen Salzmann und Karl-Heinz Stenz. Verteilt über den Charité-Campus Berlin-Mitte markieren Stahlstelen vor bislang sechs Instituts- und Klinikgebäuden Stationen des Erinnerungswegs, an denen sich über eine mobile Applikation künstlerische Reflexionen in Form von filmisch animierten Szenen ansehen lassen. Sofern benötigt, können Endgeräte zur Nutzung der Applikation im Berliner Medizinhistorischen Museum der Charité entliehen werden. ● Der Erinnerungsweg »Remember« ist in enger Verbindung mit der Ausstellung entstanden. Die künstlerischen Beiträge setzen sich standortbezogen mit spezifischen Aspekten der Charité-Geschichte auseinander, über die die Ausstellung weiterführende historische Informationen bereitstellt. Zugleich versteht sich »Remember« als eigenständiges Kunstwerk. Neben den ausgeführten historischen Anknüpfungspunkten, die ein Rundgang über das Charité-Gelände mit seinen historischen Orten und Denkmal-Büsten bieten kann, eröffnet der Erinnerungsweg Besucher*innen zusätzlich die Möglichkeit einer künstlerischen Annäherung an die Thematik der Ausstellung.

Literatur
● Lisa Glauer, Wolfgang Knapp, Erinnern und Vergessen. Zwischen Medizin und Kunst (Hefte zur Geschichte der Charité – Universitätsmedizin Berlin, 3), Berlin 2018.
● https://gedenkort.charite.de/remember_erinnerungsweg
● https://remember.charite.de

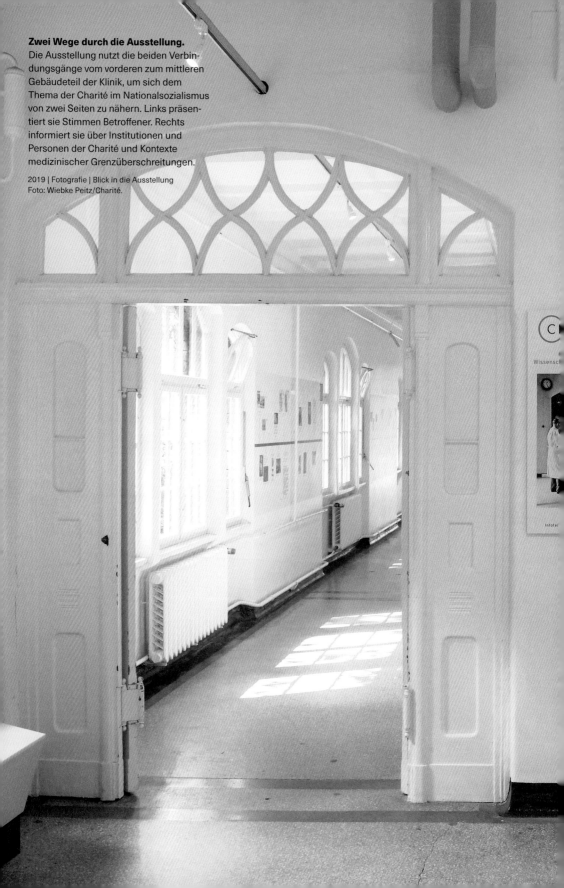

Zwei Wege durch die Ausstellung.
Die Ausstellung nutzt die beiden Verbindungsgänge vom vorderen zum mittleren Gebäudeteil der Klinik, um sich dem Thema der Charité im Nationalsozialismus von zwei Seiten zu nähern. Links präsentiert sie Stimmen Betroffener. Rechts informiert sie über Institutionen und Personen der Charité und Kontexte medizinischer Grenzüberschreitungen.

2019 | Fotografie | Blick in die Ausstellung
Foto: Wiebke Peitz/Charité.

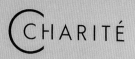

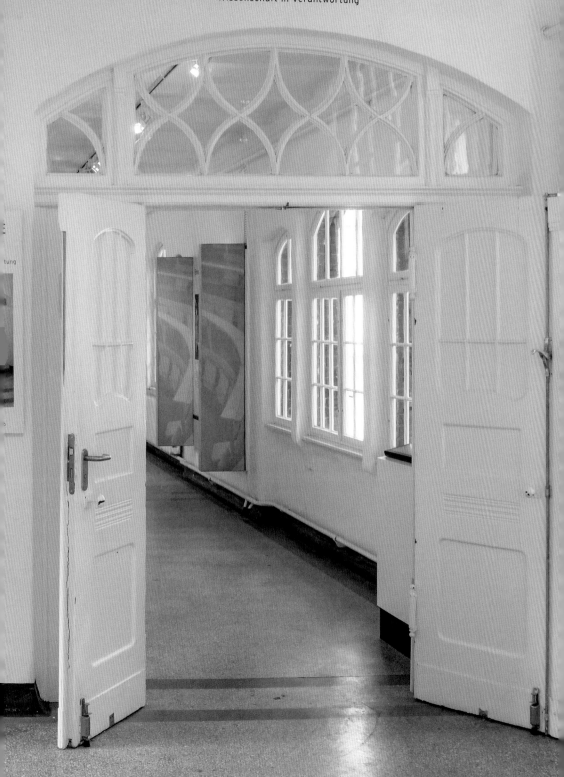

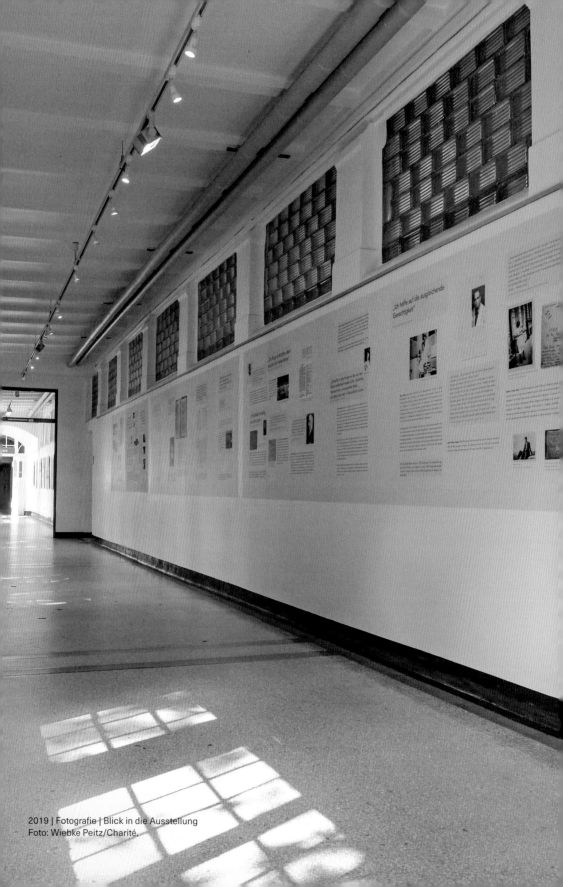

Die Perspektive Betroffener

Aussagen und Biografien von Personen, die von Unrecht betroffen waren und Opfer von Grenzüberschreitungen wurden, spiegeln die Auswirkungen einer medizinischen Wissenschaft und Praxis wider, die die Menschenwürde missachtete. ● Einige dieser Personen und ihre unterschiedlichen Schicksale werden in der Ausstellung vorgestellt. Nicht immer liegen Selbstzeugnisse vor, Leerstellen bleiben. In der Zeit des Nationalsozialismus wurden Menschen zu Opfern rassenhygienisch begründeter Körperverletzungen und Tötungen sowie inhumaner wissenschaftlicher Experimente. ● Unrecht erlitten aber auch Studierende, Mitarbeiter*innen und Wissenschaftler*innen der Charité und der Berliner Universität, die aufgrund »rassischer« und politischer Säuberungen aus der Hochschule entlassen und verfolgt wurden. ● Überdies stellen vorwiegend in der Kolonialzeit angelegte Sammlungen menschlicher Gebeine und Gewebe, die zum Teil nachweislich aus Unrechtskontexten stammen, eine Verletzung der Menschenwürde dar, mit der sich die Wissenschaft heute auseinanderzusetzen hat.

Ausschluss von Studierenden

Die Universität Berlin schloss ab 1933 mindestens 124 Studierende aus politischen Gründen vom Studium aus. Über 2.000 Studierende wurden »rassisch« verfolgt, darunter mehr als 800 Studierende der Medizin und Zahnmedizin.

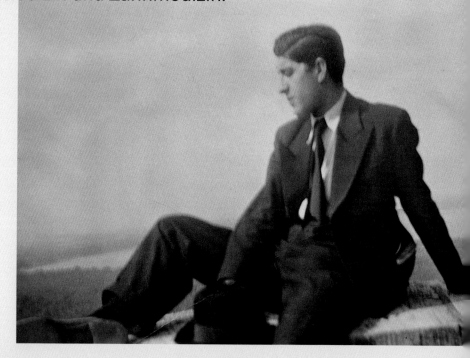

»Unterzeichneter bittet hierdurch höfl. um gefl. Verlängerung der ihm [...] erteilten Zulassung zur Hebräischen Universität Jerusalem, da die bisherigen Bemühungen zur Beschaffung der finanziellen Garantie noch nicht von Erfolg waren und die Regierung des Königreichs Belgien, in welchem ich mit meiner Frau vorübergehend Aufenthalt habe, auf den Nachweis einer Auswanderungsmöglichkeit allergrößten Wert legt. [...] Shalom – Herbert Katz.«

1939 | Zitat | aus: Brief Herbert Franz Katz an die Universität Jerusalem, verfasst am 13.08.1939 in Antwerpen | Archiv der Universität Jerusalem | Sign. Akte Herbert Katz, Bl. 2
zitiert nach: https://www.hu-berlin.de/de/ueberblick/geschichte/stolpersteine, 2019.

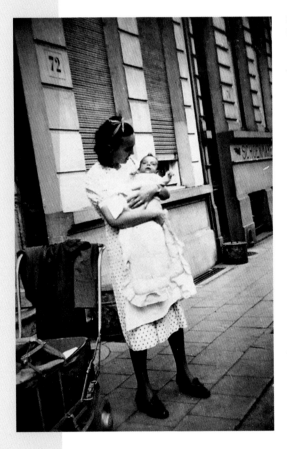

Ehefrau Regina mit Sohn Benjamin Katz

1939 | Fotografie | Familienbild, Aufnahme von Herbert Franz Katz | Reproduktion | privat, mit freundlicher Genehmigung von Benjamin Katz.

Herbert Franz Katz (1912–1941) wurde als Jude 1938 vom Medizinstudium ausgeschlossen. Um sein Examen zu absolvieren, bewarb er sich an der Universität Jerusalem und wurde 1938 zugelassen. Da er kein Visum erhielt, scheiterte die Emigration. Im Januar 1939 floh Herbert Franz Katz mit seiner schwangeren Ehefrau Regina nach Belgien und versuchte von dort aus vergeblich, nach Palästina zu gelangen (Zitat). 1940 wurde er in Belgien verhaftet und in das südfranzösische Internierungslager Gurs gebracht. Dort erkrankte er und starb 1941. Seine Frau und der gemeinsame Sohn Benjamin überlebten in einem Versteck in Belgien. Seit 2010 erinnert vor dem Hauptgebäude der Humboldt-Universität Berlin ein »Stolperstein« an Herbert Franz Katz.

← **Herbert Franz Katz**

o. J. | Fotografie | Herbert Franz Katz
Reproduktion | privat, mit freundlicher
Genehmigung von Benjamin Katz.

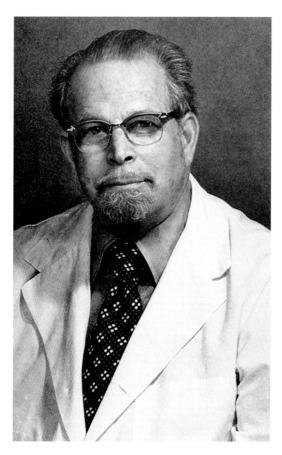

Wolf William Zuelzer (1909–1987) setzte
nach dem Ausschluss von der Berliner
Universität 1933 sein Medizinstudium in
Prag fort und emigrierte von dort aus in
die USA. Er wurde ein anerkannter
Pädiater und Pathologe. Wolf W. Zuelzer
starb 1987 in Washington D. C..

o. J. | Fotografie | Reproduktion | aus: Hans-Rudolf
Wiedemann, Nachruf auf Wolf W. Zuelzer, in: Euro-
pean Journal of Pediatrics 149 (1990) 7, S. 451.

»[Ich] verließ [...] Deutschland im Oktober mit der festen
Absicht, nie wieder zurückzukehren. Meine Gründe?
Erstens sah ich keine Zukunft für mich als Nicht-Arier im
Dritten Reich. Zweitens war ich so abgestoßen von dem
Treiben der Nazis, dass ich Gefahr lief, mich durch irgend-
eine Äußerung oder Geste zu verraten. Drittens fühlte
ich, dass ich meine Schuldigkeit als Deutscher getan hatte
und mit gutem Gewissen den heimatlichen Staub von
meinen Füßen schütteln konnte. Viertens war ich jung und
in der glücklichen Lage, im Ausland weiterstudieren zu
können. Der Abschied fiel mir nicht schwer; ich setzte
mich in den Zug nach Prag und stieg sechs Stunden
später als freier Mensch aus.«

1988 | Zitat | aus: Wolf W. Zuelzer, Keine Zukunft als »Nicht-Arier« im Dritten Reich,
in: Walter H. Pehle (Hg.), Der Judenpogrom 1938, Frankfurt/Main, S. 156.

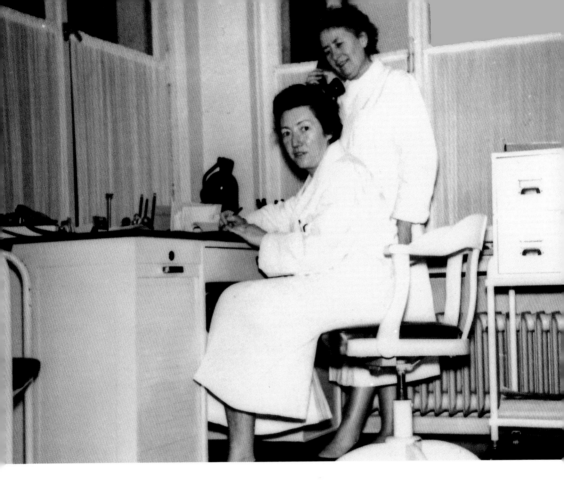

Als Ärztin in ihrer Praxis

1952 | Fotografie | Doris Maase in ihrer Praxis in Düsseldorf | Reproduktion | Privatbesitz/ MGR-SBG | Sign. 98/34.

»Ich hoffe auf die ausgleichende Gerechtigkeit«

1939 | Zitat | aus: Brief von Doris Maase | zitiert nach: Sigrid Jacobeit, Elisabeth Brümann-Güdter (Hg.), Ravensbrückerinnen, Berlin 2001, S. 46.

Doris Maase, geb. Franck (1911–1979), war als Medizinstudentin in Berlin im »Roten Studentenbund« aktiv. 1933 wurde sie aus politischen Gründen relegiert. Sie ging in die Schweiz, schloss ihr Studium in Basel ab und promovierte dort 1935. Anschließend zog sie nach Düsseldorf. Ein Treffen mit Angehörigen des kommunistischen Widerstands führte 1936 zu ihrer Verurteilung zu einer dreijährigen Zuchthausstrafe wegen »Vorbereitung zum Hochverrat«. Nach Verbüßen der Strafe kam sie als »Schutzhäftling« ins KZ Ravensbrück. Dort arbeitete sie als Häftlingsärztin im Krankenrevier. Nach ihrer Entlassung im Juni 1941 nahm sie am Tegernsee eine Tätigkeit als Arzthelferin auf. ● Als niedergelassene Ärztin in Düsseldorf blieb sie auch nach dem Kriegsende politisch aktiv. Bis zum Verbot der Partei 1956 war sie Stadtverordnete der KPD. Daneben engagierte sie sich in der Selbsthilfe KZ-Überlebender und fertigte medizinische Gutachten zur Bewilligung von Entschädigungsleistungen an. Im Hamburger Ravensbrück-Prozess sagte sie 1947 gegen den Lagerarzt Walter Sonntag aus. 1956 beteiligte sie sich an der Suche nach der Lagerärztin Herta Oberheuser, die im Nürnberger Ärzteprozess verurteilt und 1952 aus der Haft entlassen worden war. Doris Maase starb 1979 im bayerischen Dorfen.

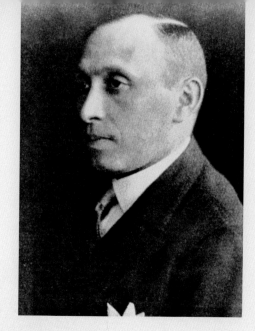

Ausschluss von Wissenschaftler*-innen und Charité-Mitarbeiter*innen

Mehr als 160 jüdische und/oder politisch unangepasste Wissenschaftler*innen, Mitarbeiter*innen und Pflegende der Charité und der Berliner Medizinischen Fakultät wurden zwischen 1933 und 1938 entlassen.

JEWS IN GERMANY

TO THE EDITOR OF THE TIMES

Sir,—It has been reported in the Press that Professor Dr. Bernhardt Zondek has been dismissed from his post on the staff of the Spandau Hospital, Berlin, for the reason that he is a Jew. In this report it is not suggested that Professor Zondek has been dismissed as a consequence of any political activity on his part.

We, the undersigned, wish to express publicly our earnest hope that this report is incorrect. To us it seems unthinkable that any controllable circumstances should be allowed to interfere with his brilliant scientific work.

Professor Zondek is eminent in science. The value of his contributions to sex physiology is recognized throughout the world, and to him is due the gratitude of countless sufferers whose anxieties have, through his work, been banished. Through him the fame of German medical science has been exalted, and to him we, who have been guided by his work, pay willing tribute.

Professor Zondek is by no means the only *Jewish scientist affected by recent happenings* in Germany. We are concerned with science, and not with politics. Our country has usually exercised a generous hospitality towards the politically oppressed. It seems to us that Britain would be well advised to make it clear that those whose intellects are to be accounted as among the finest in Germany to-day and who, simply because they happen to be Jews, are being dismissed from their posts, would find here safe refuge and opportunities for continued scientific activity.

Yours faithfully,

A. B. APPLETON, M.A., M.D., M.R.C.S., L.R.C.P., Anatomy School, Cambridge.
JOSEPH BARCROFT, F.R.S., Professor of Physiology, Cambridge.
F. W. ROGERS BRAMBELL, D.Sc., Professor of Zoology, Bangor.
H. M. CARLETON, D.Phil., Dept. of Physiology, Oxford.
F. A. E. CREW, M.D., D.Sc., Professor of Animal Genetics, Edinburgh.
W. A. FELL, B.Ch., M.A., Anatomy School, Cambridge.
ALAN W. GREENWOOD, D.Sc., Ph.D., F.R.S.E., Institute of Animal Genetics, Edinburgh.
JOHN HAMMOND, Hon. D.Sc., School of Agriculture, Cambridge.
JULIAN S. HUXLEY, M.A., Zoological Laboratory, King's College, London.
D. KEILIN, Sc.D., F.R.S., Professor of Biology, Cambridge.
F. H. A. MARSHALL, Sc.D., F.R.S., Reader in Agricultural Physiology, Cambridge.
WM. C. MILLER, M.R.C.V.S., F.R.S.E., Institute of Animal Genetics, Edinburgh.
GEO. H. F. NUTTALL, Sc.D., F.R.S., Emeritus Professor of Biology, Cambridge.
MICHAEL PEASE, M.A., School of Agriculture, Cambridge.
F. R. PETHERBRIDGE, M.A., School of Agriculture, Cambridge.
CRESSWELL SHEARER, F.R.S., Anatomy School, Cambridge.
ARTHUR WALTON, Ph.D., School of Agriculture, Cambridge.
J. T. WILSON, LL.D., F.R.S., Professor of Anatomy, Cambridge.
H. E. WOODMAN, Ph.D., D.Sc., School of Agriculture, Cambridge.
JOHN R. BAKER, D.Phil., Dept. of Zoology and Comparative Anatomy, Oxford, secretary to the signatories.
April 21.

»[...] und bis heute bewahre ich den Leserbrief in meiner Schreibtischschublade auf. Sie können sich nicht vorstellen, wie viel mir dieser spontane Ausdruck des Wohlwollens bedeutete. Es war eine feine Geste, und eine, die ich niemals vergessen werde.«

1966 | Zitat | aus: Bernhard Zondek. An Interview, by Michel Finkelstein, in: Journal of Reproduction and Fertility (1966) 12 (Suppl.), S. 11.

↖ **Bernhard Zondek** (1891–1966), seit 1926 außerordentlicher Professor für Gynäkologie und Geburtshilfe an der Berliner Universität, entwickelte gemeinsam mit Selmar Aschheim den ersten Test zur Schwangerschaftsfrüherkennung (Aschheim-Zondek-Reaktion). Als Jude wurde er 1933 aus der Medizinischen Fakultät entlassen. Er ging zunächst nach Stockholm und arbeitete am Biochemischen Institut Hans von Eulers (1873–1964). 1934 emigrierte er nach Palästina und lehrte als Gynäkologe und Endokrinologe bis zu seiner Emeritierung 1961 an der Universität Jerusalem. In einem Interview berichtete er 1966 von der großen Bedeutung, die der öffentliche Protest britischer Kollegen in »The Times« von 1933 für ihn hatte (Zitat und Leserbrief).

o. J. | Fotografie | Bernhard Zondek Reproduktion | UB-HUB.

← **Protestbrief englischer Kollegen**

1933 | Leserbrief | A. B. Appleton et al., Jews in Germany, in: The Times, 26.04.1933, S. 12 Reproduktion | The Times Digital Archive.

35

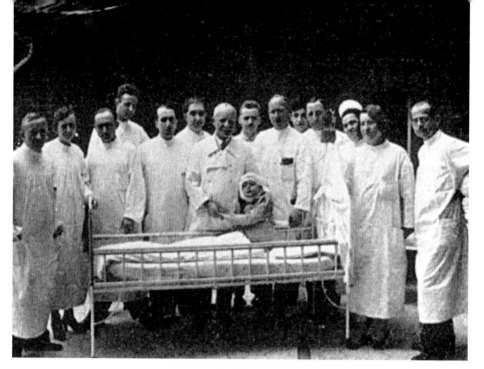

»[...] die Berge sind schön, aber es sind nicht meine Berge«

nach 1939 | Zitat | aus: Brief Heinrich Finkelsteins an Simon van Creveld aus dem chilenischen Exil | zitiert nach: Simon van Creveld (Hg.), In Memoriam Prof. Dr. H. Finkelstein, o. O. o. J, um 1945, S. 3.

Der Pädiater **Heinrich Finkelstein** (1865–1942) floh 1939 nach Chile, wo er auch starb. Weil er Jude war, hatte ihm die Universität Berlin 1936 die Lehrbefugnis entzogen. In einem Brief an einen Kollegen beschreibt er seine Einsamkeit im Exil (Zitat). Der begeisterte Bergsteiger liebte die Alpen.

↑ **Heinrich Finkelstein** (Bildmitte) und Mitarbeiter*innen in der Kinderklinik Berlin-Wedding.

o. J. | Fotografie | Gruppenbild mit Heinrich Finkelstein in der Kinderklinik Wedding | Reproduktion | IGM.

Über die Krankenschwester **Elisabeth Wucke** (*1894) ist wenig bekannt. Sie arbeitete in der Universitäts-Frauenklinik und kandidierte noch im März 1933 bei Betriebsratswahlen für die Sozialdemokraten. Als sich nationalsozialistische Schwestern beschwerten, wurde sie wegen »marxistischer« Betätigung entlassen. Der Leiter der I. Universitäts-Frauenklinik Walter Stoeckel (1871–1961) bescheinigte Elisabeth Wucke gute Arbeit, befürwortete aber ihre Entlassung 1933 (Brief). Erfolglos erhob sie Einspruch gegen ihre Entlassung aus politischen Gründen (Zitat). Wucke war auf Wohlfahrtsunterstützung angewiesen. In der Kriegszeit erhielt sie im Krankenhaus Berlin-Britz eine Anstellung. Nach Kriegsende arbeitete sie wieder an der Universitäts-Frauenklinik.

»Da ich gänzlich mittellos bin, bitte ich Eure Exzellenz um geneigte größtmögliche Beschleunigung meines Gesuchs, um mich dadurch aus meiner wirtschaftlichen Not und seelischen Verzweiflung zu befreien.«

1933 | Zitat | aus: Schreiben Elisabeth Wuckes an den Minister für Wissenschaft vom 12.10.1933 | UA-HUB | Sign. UK 1104.

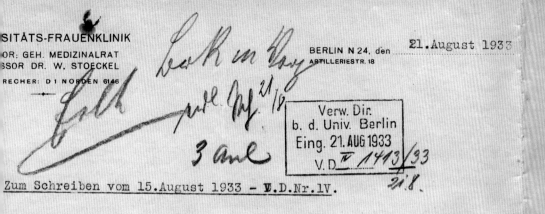

SITÄTS-FRAUENKLINIK
OR: GEH. MEDIZINALRAT
SSOR DR. W. STOECKEL
RECHER: D 1 NORDEN 6146

BERLIN N 24, den   21.August 1933
ARTILLERIESTR. 18

Verw. Dir.
b. d. Univ. Berlin
Eing. 21. AUG 1933
V. D. IV 1413/33

Zum Schreiben vom 15.August 1933 - V.D.Nr.IV.

Ich kann dem Pförtner H o f f m a n n das Zeugnis aus-
stellen,dass er seine Pflichten stets sehr gut und gewissen-
haft erfüllt und niemals Anlass zu irgend einem Tadel gegeben hat.Ich halte ihn auch nicht für antinational eingestellt
und glaube,dass er zu denjenigen gehört,die zu einer überzeug-
ten nationalsozialistischen Gesinnung erzogen werden könnten.

Bei der Krankenschwester W u c k e ,die auch durchaus
pflichttreu war und sich dienstlich nichts hat zu schulden
kommen lassen,habe ich diese Überzeugung nicht.

Hoeckel

Herrn Verwaltungsdirektor
bei
drich Wilhelms Universität

B e r l i n

Entlassung befürwortet

1933 | Brief | Walter Stoeckel an den Verwaltungs-
leiter der Berliner Universität, 21.08.1933
Reproduktion | UA-HUB | Sign. UK 1104.

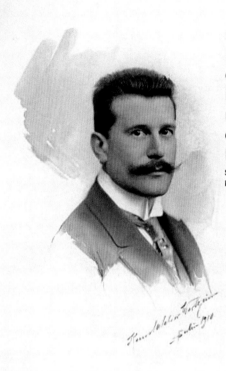

»Das ertrage ich nicht – den gelben Davidsstern auf der Brust! Es ist der gefürchtete Keulenschlag, den ich doch immer noch nicht für möglich halten wollte, obwohl vieles darauf hinwies. Er zerstört die letzte Freiheit der Bewegung.«

September 1941 | Zitat | Notiz Paul Fraenckels, kurz bevor er sich das Leben nahm | IGM.

Paul Fraenckel (1874 – 1941), Spezialist für Blutanalyse, lehrte am Institut für Gerichtliche Medizin der Berliner Universität und war mehr als 30 Jahre lang Polizeiarzt in Berlin. Als Jude wurde ihm 1933 die Lehrbefugnis entzogen. 1935 schlossen ihn Kollegen von der Herausgeberschaft der »Deutschen Zeitschrift für die gesamte gerichtliche Medizin« aus. Als er 1941 zum Tragen eines »Judensterns« verpflichtet wurde, nahm er sich mit einer Überdosis Morphium und Veronal das Leben. Die überlieferte Notiz (Zitat) lässt sich als Abschiedsbrief lesen.

o. J. | Fotografie | Paul Fraenckel | Reproduktion | UB-HUB.

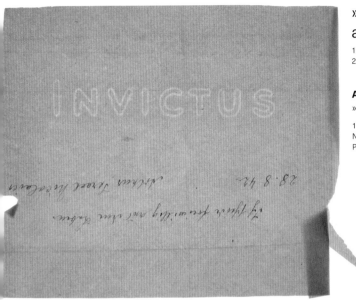

»Ich scheide freiwillig aus dem Leben.«

1942 | Zitat | Abschiedsbrief Arthur Nicolaiers vom 28.08.1942 | Privatsammlung Erika Wagner/IGM.

Abschiedsbrief mit Wasserzeichen »INVICTUS«, lateinisch für »unbesiegt«.

1942 | Abschiedsbrief | Abschiedsbrief Arthur Nicolaiers vom 28.08.1942 | Reproduktion Privatsammlung Erika Wagner.

Arthur Nicolaier (1862–1942), Entdecker des Wundstarrkrampf-Erregers und seit 1901 außerordentlicher Professor für Innere Medizin in Berlin, wurde 1933 wegen seiner jüdischen Herkunft die Lehrbefugnis entzogen. Bis zur Aberkennung der Approbation 1938 blieb er in eigener Praxis in Berlin tätig. Als ihm die Deportation nach Theresienstadt angekündigt wurde, nahm er sich am 28. August 1942 mit einer Überdosis Morphium das Leben. Sein Abschiedsbrief bestand aus einem einzigen Satz (Zitat und Brief). In der Grainauer Straße 2 in Berlin-Wilmersdorf erinnert heute ein »Stolperstein« an ihn.

o. J. | Fotografie | Arthur Nicolaier | Reproduktion Privatarchiv Blumenthal/Tim Ohnhäuser.

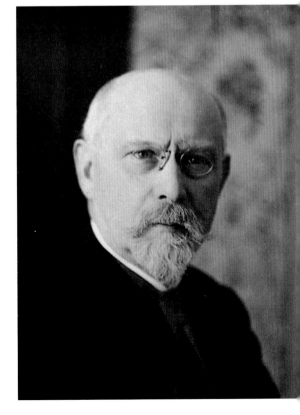

Umgang mit Geschlechtskranken

Geschlechtskrankheiten wurden über lange Zeit mit Prostitution in Verbindung gebracht, Erkrankte stigmatisiert. Im Nationalsozialismus wurden Geschlechtskranke und Prostituierte als »erbkrank« oder »asozial« verfolgt und interniert. Von betroffenen Patient*innen der Charité liegen keine Selbstzeugnisse vor. Ihr individuelles Leid sollte angesichts fortdauernder Stigmatisierungen Gegenstand vertiefender Forschung werden. ● Eine Ärztin, die sich für diese Patientengruppe einsetzte und in der NS-Zeit selbst verfolgt wurde, war Käte Frankenthal.

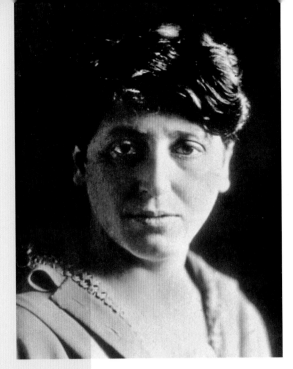

Käte Frankenthal

o. J. | Fotografie | Käte Frankenthal | Reproduktion | IGM.

»Ich paßte in jede Kategorie, die von den Nazis verabscheut wurde; Jüdin, Sozialistin, Volksverhetzer, emanzipiertes Weib [...] Ich hatte nichts mehr in Deutschland zu tun [...]«

1981 | Zitat | aus: Käte Frankenthal, Der dreifache Fluch: Jüdin, Intellektuelle, Sozialistin. Lebenserinnerungen einer Ärztin in Deutschland und im Exil, Frankfurt/Main, New York, S. 190, 197.

Die Ärztin **Käte Frankenthal** (1889–1976) war Pazifistin, im Ersten Weltkrieg praktizierte sie in Frontlazaretten der österreichisch-ungarischen Armee auf dem Balkan. Ab 1918 arbeitete sie am Institut für Krebsforschung und am Pathologischen Institut der Charité. Daneben führte sie eine Privatpraxis, in der sie auch Ehe- und Sexualberatungen anbot. Sie engagierte sich gegen das Verbot des Schwangerschaftsabbruchs (§ 218 StGB) und verteilte kostenlos Verhütungsmittel. Ihr Arbeitsvertrag an der Charité lief wegen der sogenannten Abbau-Verordnung von 1924 aus, nach der vor allem Frauen ihre Stellen für im Felde bewährte Ärzte räumen mussten. ● Käte Frankenthal war von 1920 bis 1925 Bezirksverordnete der SPD in Berlin-Tiergarten, ab 1931 Abgeordnete im Preußischen Landtag. Sie entschied sich bewusst gegen eine Familie und Kinder und trat 1923 – ihr Vater war Vorsitzender der jüdischen Gemeinde in Kiel – aus der jüdischen Gemeinde aus, um ein selbstbestimmtes Leben zu führen. In der NS-Zeit wurde sie als »national unzuverlässig« und »nicht-arisch« verfolgt. 1933 verließ sie das Land, emigrierte über Umwege in die USA und eröffnete dort eine psychoanalytische Praxis. ● Da erhoffte Veränderungen ausblieben, kehrte sie nach Ende des Zweiten Weltkriegs nicht nach Deutschland zurück. Eine Entschädigung für ihre Zeit als Beamtin in der Weimarer Republik musste sie sich 1956 erstreiten. Käte Frankenthal verstarb 1976 in New York. In Berlin-Rudow wurde 1996 eine Straße nach ihr benannt.

Proband*innen von KZ-Menschen- versuchen

Der Zweite Weltkrieg begünstigte eine Entgrenzung der Medizin. Ärzt*innen führten in den NS-Konzentrationslagern inhumane kriegsmedizinische Experimente an Häftlingen durch.

»Als er sich mir näherte, sagte er: ›Die Kleine versteht Deutsch.‹ Nun sprach er nur noch im Flüsterton, und ich konnte nichts verstehen.«

1962 | Zitat | Auszug aus: Wanda Półtawskas, Und ich fürchte meine Träume, Abensberg 1994, S. 92.

Visite. Bericht Wanda Półtawskas (*1921) über den an Versuchsoperationen beteiligten Assistenzarzt Karl Gebhardts, Fritz Fischer, während einer Visite im KZ Ravensbrück, 1942.

»Der Anblick war so schrecklich, daß mir schwach wurde. Ich konnte nicht begreifen, daß dies mein Bein war.«

1970 | Zitat | Auszug aus: Wanda Symonowicz (Hg.), Über menschliches Maß. Opfer der Hölle Ravensbrück sprechen, Warschau, S. 132f.

Verbandswechsel. Bericht Eugenia Mikulska-Turowskas (1911 – 1980) über den ersten Verbandswechsel nach einer Versuchsoperation im KZ Ravensbrück, 1942.

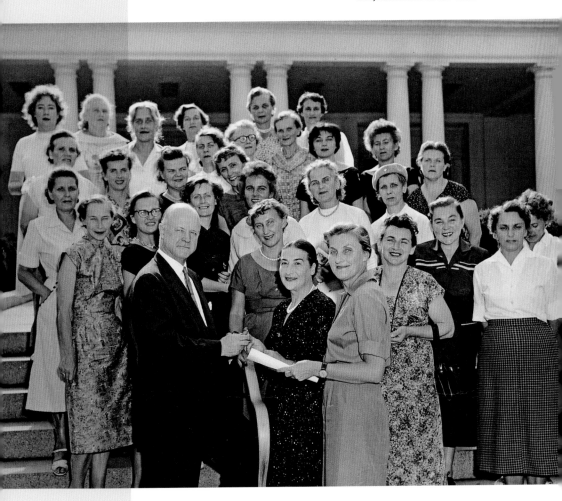

»Kaninchen« (poln. »królik«) nannten Mithäftlinge im KZ Ravensbrück die Gruppe der 74 Frauen, an denen der Sportmediziner und Professor an der Berliner Universität Karl Gebhardt 1942 kriegschirurgische Experimente durchführte. Nach ihrer Befreiung hielten die Überlebenden für sich an diesem Begriff fest. ● Die zu den Versuchen herangezogenen Frauen gehörten mehrheitlich dem polnischen Widerstand an. Maria Broel-Plater (1913–2005), Jadwiga Dzido (1918–1985), Władysława Karolewska (1909–2002) und Maria Kuśmierzuk (1920–1989) sagten 1946/47 als Zeuginnen der Anklage im Nürnberger Ärzteprozess aus. Maria Kuśmierzuk, Joanna Muszkowska-Penson (*1921) und Wanda Półtawska (*1921) wurden nach ihrer Befreiung Ärztinnen.

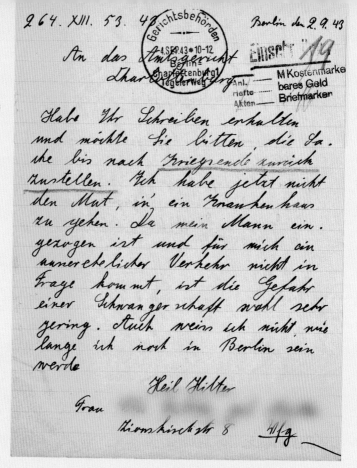

Bitte um Aufschub für den Eingriff bis nach Kriegsende, 1943.

1943 | Brief | Schreiben von Else W. an das Erbgesundheitsgericht Berlin-Charlottenburg, 02.09.1943 LAB | Sign. A Rep. 356, Nr. 45458, Bl. 19.

DIE PERSPEKTIVE BETROFFENER

Zwangssterilisierte

Nach dem »Gesetz zur Verhütung erbkranken Nachwuchses« wurden zwischen 1934 und 1945 in Deutschland mindestens 350.000 Frauen und Männer zwangssterilisiert. Dabei kam es zu etwa 5.000 Todesfällen. Selbstzeugnisse zeigen, wie Betroffene den stigmatisierenden eugenischen Zuschreibungen ein anderes, eigenes Körperbild entgegensetzten.

»Meine beiden Töchter [...] sind Geistig und Körperlich auf der Höhe. Jetzt sind meine Kinder im Stande sich zu ernähren. [...] Da in unserer Sippe nichts vorliegt, ist die Krankheit nicht vererbt. In dem Beschluß heißt es weiter, es besteht eine große Wahrscheinlichkeit dafür, dass die Nachkommen der Betroffenen an schweren körperlichen Erbschäden leiden würden. Es ist nicht immer der Fall [...] Übrigens hat die Statistik festgestellt, dass nach dem Kriege 85 Prozent des Volkes krank war, dann frage ich[,] wie viel überhaupt gesund sind. Und nun zum Schluß. Meine Kinder haben in der Sitzung am 11. Mai selbst gesagt: Sie wollen nicht st[e]r[i]lisiert werden, sie wollen Gesund und Stark bleiben; und ich als Mutter habe kein Recht gegen den Willen der Kinder zu handeln.«

Zitat | aus: Schreiben der Mutter zweier gehörloser Töchter an das Erbgesundheitsgericht, Abschrift 05.06.1939 | LAB | Sign. A Rep. 356, Nr. 6580, Bl. 51.

Gegen ihren Willen. 1939 wurden die 16 und 17 Jahre alten Mädchen in der Berliner I. Universitäts-Frauenklinik zwangssterilisiert.

»Daß uns der liebe Gott hat so klein bleiben lassen, nun dafür können wir ja schließlich nichts, na und das ist doch keine Krankheit. Wir haben immer noch unsere Arbeit gemacht u. waren vielleicht flinker, wie manche große.«

1943 | Zitat | aus: Schreiben der Mutter der kleinwüchsigen Else W. an das Erbgesundheitsgericht, 30.07.1943 | LAB | Sign. A Rep. 356, Nr. 45458, Bl. 12.

Die 36-jährige **Else W.** arbeitete als Handnäherin, war verheiratet und hatte bereits ein Kind. 1943 beschloss das Erbgesundheitsgericht Berlin-Charlottenburg ihre Unfruchtbarmachung wegen »erblicher Miß-bildung«. Else W. selbst wandte sich im September 1943 noch einmal vergeblich an das Erbgesundheitsgericht mit der Bitte um Aufschub des Eingriffs (Brief linke Seite). Im Oktober 1943 wurde sie in der Berliner Universitätsfrauenklinik zwangssterilisiert.

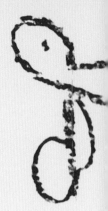

Opfer von Krankenmorden

Zwischen 1939 und 1945 wurden etwa 300.000 Menschen Opfer der NS-Krankenmorde, darunter mehr als 10.000 Kinder und Jugendliche. Die Nationalsozialisten bezeichneten den systematischen Massenmord beschönigend als »Euthanasie«. Ärzt*innen beteiligten sich daran und kategorisierten das Leben von Patient*innen als »lebensunwertes Leben«. Im Rahmen der »Kindereuthanasie« wurden Kinder ermordet, die für »nicht bildungs- und entwicklungsfähig« gehalten wurden.

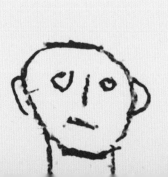

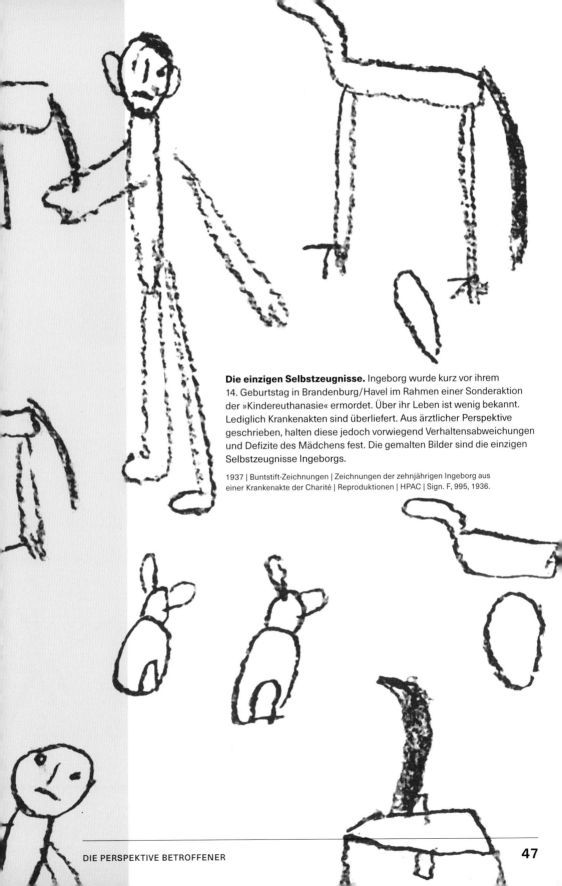

Die einzigen Selbstzeugnisse. Ingeborg wurde kurz vor ihrem 14. Geburtstag in Brandenburg/Havel im Rahmen einer Sonderaktion der »Kindereuthanasie« ermordet. Über ihr Leben ist wenig bekannt. Lediglich Krankenakten sind überliefert. Aus ärztlicher Perspektive geschrieben, halten diese jedoch vorwiegend Verhaltensabweichungen und Defizite des Mädchens fest. Die gemalten Bilder sind die einzigen Selbstzeugnisse Ingeborgs.

1937 | Buntstift-Zeichnungen | Zeichnungen der zehnjährigen Ingeborg aus einer Krankenakte der Charité | Reproduktionen | HPAC | Sign. F, 995, 1936.

Die neunjährige Ingeborg

1936 | Fotografie | Ingeborg | Reproduktion | HPAC | Sign. F, 995, 1936.

Ingeborg (1926–1940) wuchs als Einzelkind in einer Klein-
stadt im Berliner Umland auf. Ihre Mutter beschrieb sie als
ein heiteres, ausgeglichenes, verständiges und willens-
starkes Mädchen. In ihrem fünften Lebensjahr kam es zu
einem schweren Unfall. Von einem Auto erfasst, erlitt sie
einen Schädel- und Beckenbruch und lag acht Tage lang
bewusstlos im Krankenhaus. Als sie erwachte, zeigten sich
vorübergehend rechtsseitige Lähmungen. Sie erkannte die
Eltern nicht gleich wieder und es dauerte ein Vierteljahr,
bis sie wieder erste Worte sprechen konnte. Als sie einge-
schult wurde, fiel es ihr schwer, dem Unterricht zu folgen.
Sie wurde als reizbar, unkonzentriert und aggressiv gegenüber anderen Kindern beschrieben. ● Als sie neun Jahre
alt war, beobachtete die Mutter erstmals Krampfanfälle
und beschrieb, wie die Augen ihrer Tochter für kurze Zeit
»anders« wurden und sie »die Gedanken schwinden« sah.
Bald nahmen die Anfälle an Stärke und Häufigkeit zu.
Ingeborg spürte sie vorher, legte sich dann hin und schlief.
● Nach einem schweren Anfall ließen die Eltern sie in der
Psychiatrie der Charité untersuchen. Weil sie sich zu
Hause überfordert sahen, brachten sie ihre Tochter auf
Empfehlung der Ärzt*innen in die Landesheilanstalt
Potsdam bzw. Brandenburg-Görden. Dort verbrachte
Ingeborg weitere drei Jahre bis zu ihrer Ermordung 1940.

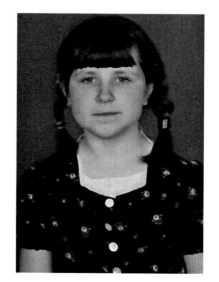

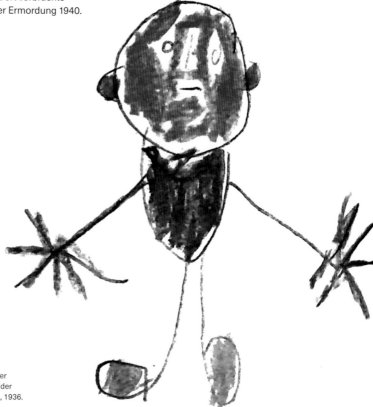

Zeichnung der zehnjährigen
Ingeborg in der Charité.

1937 | Buntstift-Zeichnungen | Zeichnungen der
zehnjährigen Ingeborg aus einer Krankenakte der
Charité | Reproduktionen | HPAC | Sign. F, 995, 1936.

Hans Dieter wurde am 8. Januar 1941 in Berlin geboren und starb im Alter von knapp drei Jahren in der Landesanstalt Brandenburg-Görden. ● Über das Schicksal des kleinen Jungen geben Krankenakten und ein Brief der Mutter Auskunft. Demnach wurde er im September 1943 wegen eines »organischen Hirnleidens« aus einem Säuglingsheim bei Potsdam nach Görden verlegt, um dort nach wenigen Monaten im Rahmen der »Kindereuthanasie« ermordet zu werden. Als Ursache für seinen Tod am 3. Januar 1944 wird eine »akute Gastroenteritis«, also eine Magen-Darm-Erkrankung, ausgewiesen. Der Brief der Mutter an die zuständige Ärztin macht deutlich, wie drastisch und rapide sich der Gesundheitszustand des Kinds in Görden verschlechtert hatte (Zitat).

»Entsetzt war ich, wie sehr sich das Kind in verhältnismäßig kurzer Zeit verändert hat und verfallen war. [...] Ich vergesse nie die unsagbar traurigen Augen und das Gesichtchen wie ein kleiner Greis.«

1943 | Zitat | aus: Brief der Mutter Hans Dieters an die zuständige Ärztin in der Landesanstalt Brandenburg-Görden, 16.11.1943 | BLHA Sign. Rep 55 C, Brdbg.-Görden, Nr. 3067.

Brief der Mutter

Diagnose: »Schwere Entwicklungsstörung aufgrund organ. Hirnschadens bei Zwillingskind (Anaemie!)«. Das umgekehrte Y-Symbol verweist auf ein in der NS-Zeit gebräuchliches Runenzeichen für »Tod«.

1943 | Krankenakte | Auszug aus der Krankenakte Erich Korepkas mit Sterbedatum 04.05.1943 Reproduktion | LAB | Bestand »Wiesengrund«.

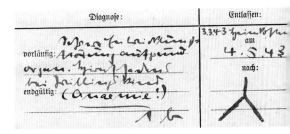

Erich Korepka wurde am 23. August 1941 in Berlin geboren und starb im Alter von einem Jahr und sieben Monaten in der »Kinderfachabteilung« der Städtischen Nervenklinik »Wiesengrund« in Berlin-Reinickendorf. Vor seinem Tod im Rahmen der »Kindereuthanasie« missbrauchte ihn der Leiter der Kinderklinik der Charité Georg Bessau (1884 – 1944) für Tuberkulose-Impfversuche. ● Über Erich geben lediglich Krankenakten Auskunft (Abbildung). Als Frühgeburt war er demnach ein schwacher, pflegebedürftiger Säugling. Seine Eltern gaben ihn ins Waisenhaus. Dort blieb eine Gehirnentzündung unbemerkt. In die Nervenklinik »Wiesengrund« verlegt, stellten Ärzte eine »schwere Entwicklungsstörung aufgrund eines organischen Hirnschadens« fest. Gutachter schätzten seine Entwicklungsfähigkeit negativ ein und bestimmten, ihn im Rahmen der »Kindereuthanasie« zu töten. Dazu wurde er der »Kinderfachabteilung« zugewiesen und in eine niedere Pflegeklasse eingestuft. Im Verlauf der Tuberkulose-Versuche, die in den letzten Monaten seines Lebens an ihm durchgeführt wurden, entwickelte sich ein riesiger Abszess in seinem Oberschenkel. Er muss bis zu seinem Tod sehr gelitten haben. Erich starb am 4. Mai 1943 in der Klinik »Wiesengrund«; laut Krankenakte »im Zuge allgemeiner Abzehrung«.

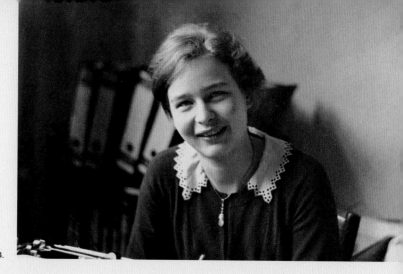

DIE PERSPEKTIVE BETROFFENER

Umgang mit Leichnamen Hingerichteter

Anatomen nutzten Leichname Hingerichteter für Forschung und Lehre: Der Leiter des Anatomischen Instituts Hermann Stieve (1886–1952) übernahm Körper aus der Hinrichtungsstätte Berlin-Plötzensee. Es handelte sich auch um Leichname von Menschen im Widerstand gegen das NS-Regime. Nach Kriegsende fertigte Stieve eine Liste mit 182 Namen an, zumeist Frauen, denen unmittelbar nach der Hinrichtung Gewebeproben entnommen worden waren.

»Ich hab als letzten Wunsch gebeten, dass man Dir meine ›Materie‹ überlässt. Begrabe sie, wenn es geht, an einem schönen Ort mitten in der sonnigen Natur [...]«

1942 | Zitat | aus: Abschiedsbrief Libertas Schulze-Boysen an ihre Mutter, 22.12.1942 | BArch | N 2506/222 fol. 1-387.

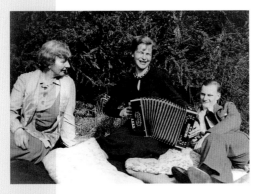

Mit Mutter und Verlobtem in Liebenberg

1936 | Fotografie | v. l. n. r.: Victoria Gräfin zu Eulenburg, Libertas Haas-Heye und Harro Schulze-Boysen in Liebenberg Reproduktion | GDW | Sign. 14954.

Libertas Schulze-Boysen, geb. Haas-Heye (1913 – 1942), verbrachte ihre Kindheit auf dem Gut des Großvaters in Liebenberg. 1933 trat sie der NSDAP bei. Bis 1935 arbeitete sie in Berlin als Pressereferentin bei Metro-Goldwyn-Mayer. 1936 heiratete sie Harro Schulze-Boysen (1909 – 1942). Im folgenden Jahr erklärte sie ihren Austritt aus der NSDAP. Ab 1939 war sie als Filmkritikerin und ab Ende 1941 in der Kulturfilmzentrale des Propagandaministeriums tätig. In dieser Zeit unterstützte sie die Widerstandsaktivitäten ihres Mannes und begann Fotos von NS-Gewaltverbrechen zu sammeln. Die Gestapo nahm am 31. August Harro und am 6. September 1942 Libertas Schulze-Boysen fest. Beide wurden vor dem Reichskriegsgericht zum Tode verurteilt und am Abend des 22. Dezember 1942 in der Hinrichtungsstätte Plötzensee ermordet. Unmittelbar danach wurde der Leichnam Libertas Schulze-Boysens in die Anatomie gebracht.

Hochzeit Libertas und Harro Schulze-Boysen

1936 | Fotografie | Hochzeit Libertas und Harro Schulze-Boysen in Liebenberg | Reproduktion | GDW | Sign. 3436.

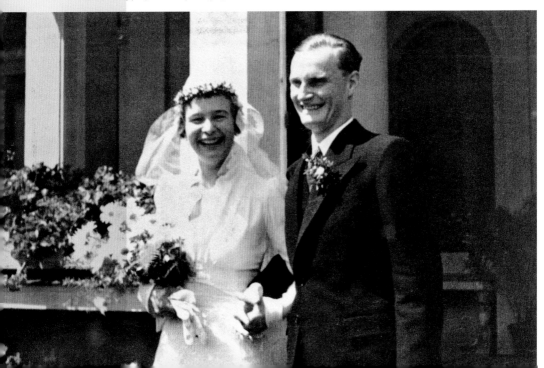

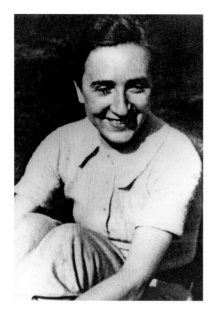

Hilde Coppi, geb. Rake (1909 – 1943), wuchs in Berlin-Mitte auf. Nach dem Besuch der höheren Handelsschule arbeitete sie als Sprechstundenhilfe und seit 1939 als Sachbearbeiterin in der Reichsversicherungsanstalt. Vor und nach 1933 war sie mit jüdischen und kommunistischen Jugendlichen befreundet. ● Im Juni 1941 heiratete sie den Dreher Hans Coppi (1916 – 1942) und unterstützte dessen Widerstandsaktivitäten. Am 12. September 1942 wurde sie hochschwanger festgenommen und brachte Ende November im Frauengefängnis Barnimstraße ihren Sohn Hans zur Welt. Sein Vater Hans Coppi wurde am 22. Dezember 1942 in der Hinrichtungsstätte Plötzensee ermordet. Am 20. Januar 1943 verurteilte das Reichskriegsgericht Hilde Coppi zum Tode. Sie wurde am 5. August 1943 mit zwölf Frauen und drei Männern der »Roten Kapelle« in der Hinrichtungsstätte Plötzensee ermordet. Mitte Juli 1943 hatte Hitler ihre Gnadengesuche abgelehnt.

o. J. | Fotografie | Hilde Coppi | Reproduktion
Privatbesitz/GDW | Sign. 16212.

Auszüge aus Hilde Coppis Abschiedsbrief

1943 | Brief | Auszüge aus Hilde Coppis Abschiedsbrief an die Eltern, 05.08.1943 | Reproduktion BArch | Sign. N 2506/74, Bl. 43f.

Name des Briefschreibers:

Hilde Coppi

Berlin-Plötzensee, den *5. Aug.* 19*43*
Königsdamm 7
Haus

37

Gelesen:

Meine liebe Mama, lieber Papa, Kurt u. Gerda!
Ich gehe jetzt den Weg, den ich mir wünschte mit meinem großen Hans zusammen gehen zu können. Aber, ich hatte ja vort eine Aufgabe zu erfüllen, unser aller Gemeinsames, unseren kleinen Hans, in die ersten Lebensmonate zu leiten. Vielleicht bleibt von dem Holz und der Freude, mit der wir es tat, und die er mit der Muttermilch zu sich nahm, etwas in ihm haften, auch all unser Hoffen und Wünschen für ihn.

In all alle, die ihr gern haben, letzte herzliche Grüße. Seid tapfer haltet den Kopf hoch und werdet, soweit es angeht, glücklich mit unserem kleinen Hans,

Eure Hilde.

Ständige Ausstellung
☞ Das NAZI-PARADIES ☜
·ieg Hunger Lüge Gestapo
Wie lange noch?

Auf der Liste des Berliner Anatomen Hermann Stieve stehen neun Namen von Frauen, deren Körper sofort nach der Vollstreckung am Abend des 5. August 1943 in das Anatomische Institut gebracht wurden: **Cato Bontjes van Beek** (*1920), **Liane Berkowitz** (*1923), **Eva-Maria Buch** (*1921), **Hilde Coppi** (*1909), **Ursula Goetze** (*1916), **Ingeborg Kummerow** (*1912), **Rose Schlösinger** (*1907), **Oda Schottmüller** (*1905), **Maria Terwiel** (*1910).

Klebezettel einer Protestaktion 1942. Mitte Mai 1942 beteiligten sich über 20 Frauen und Männer an einer Protestaktion gegen die antisowjetische Propagandaausstellung »Das Sowjetparadies« im Berliner Lustgarten. Sie verteilten Hunderte von Klebezettel in den Berliner Stadtteilen Schöneberg, Charlottenburg und Wedding. Nach der Aufdeckung der Widerstandskreise ordnete die Geheime Staatspolizei (Gestapo) die Beteiligten dem Fahndungskomplex »Rote Kapelle« zu.

1942 | Klebezettel | »Ständige Ausstellung ›Das Nazi Paradies‹« | Reproduktion | Privatsammlung Hans Coppi.

»Geht sicher, dass meine sterblichen Überreste bei meiner Mutter beerdigt werden.«

1942 | Zitat | aus: Bronisława Czubakowskas letzter Brief | BLHA Sign. Rep. 12 B Potsdam, S. 210 | zitiert nach: Klaus Leutner, Im Namen des Deutschen Volkes?, in: Gedenkstättenrundbrief 135, 15. Februar 2007, S. 32.

Bronisława Czubakowska (1916–1942) musste ab 1940 als polnische Zwangsarbeiterin in einer Garnspinnerei in Brandenburg/Havel arbeiten. 1941 lastete man ihr dort einen Schwelbrand als Sabotage an. Sie wurde zum Tode verurteilt. Das Urteil basierte auf NS-Sondergesetzen wie der »Verordnung über die Strafrechtspflege gegen Polen und Juden in den eingegliederten Ostgebieten«. Entscheidend war nicht der tatsächliche Schaden, sondern allein die Herkunft der mutmaßlichen Täterin. Am 15. August 1942 wurde Bronisława Czubakowska in Berlin-Plötzensee hingerichtet. ● Ihr letzter Wille stammt aus einem Abschiedsbrief an die Familie und blieb unerfüllt. Im Jahr 2005 engagierte sich ein deutsch-polnisches Schülerprojekt für eine späte Würdigung. Schüler*innen brachten vom Friedhof Berlin-Altglienicke eine Urne mit Erde zum Grab der Mutter Czubakowskas in ihre Heimatstadt nach Zgierz. Ein Gedenkstein erinnert seitdem an ihr Schicksal.

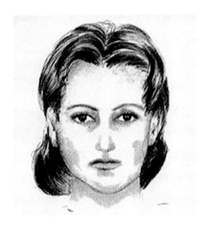

Phantomzeichnung. Es gibt kein Foto von Bronisława Czubakowska. Im Zuge ihrer strafrechtlichen Rehabilitierung fertigte das Landeskriminalamt Berlin aus Personenbeschreibungen ihrer Gefangenenakte 2005 verschiedene Phantombilder an. Polnische Zeitzeug*innen, die die Hingerichtete noch persönlich kannten, bestätigten die Ähnlichkeit.

2005 | Zeichnung | Phantombild Bronisława Czubakowskas, Zeichenstelle des Landeskriminalamts Berlin | Reproduktion | Privatsammlung Klaus Leutner.

Menschliche Überreste in anthropologischen Sammlungen

817.

818.

819.

Als Bestandteil der anthropologischen Sammlungen des Berliner Instituts für Anatomie entstand in der Kaiserzeit eine »Rassenschädelsammlung«. Heute bemühen sich Forscher*innen, die Herkunft der Schädel zu bestimmen, sodass sie an ihren Ursprungsort zurückkehren können. Die Recherchen sind kompliziert und führen oftmals ins Leere.

820.

821.

Schädel
o. Nr.
Schädel
Nr. 25,137
Schädel
Nr. 29
Ovambo (Dr. Lotz)
o. Nr.
Kameruner v. Haber
o. Nr.
Tschirguano (Südamerik

Eintrag im Verzeichnis der »Rassenschädelsammlung«. Der Eintrag zu Schädel Nr. A 819 enthält als konkreten Hinweis zur Person lediglich die Bezeichnung der Herkunftsgemeinschaft (Ovambo), außerdem den Namen des Sammlers oder Überbringers (Dr. Lotz).

1960/61 | Katalogauszug | Eintrag zu Schädel Nr. A 819 im Verzeichnis der »Rassenschädelsammlung« des Berliner Anatomischen Instituts Reproduktion | Centrum für Anatomie der Charité.

→ um 1910 | Zettel | Dem Schädel A 819 beigelegter Zettel mit Angaben zur Herkunft | Reproduktion | Centrum für Anatomie der Charité.

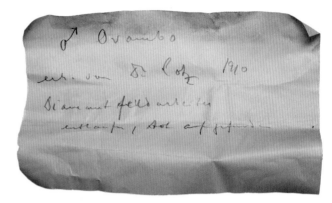

um 1910 | Papier-Etikett | Am Schädel A 819 befestigtes Etikett mit Angaben zur Herkunft | Reproduktion | Centrum für Anatomie der Charité.

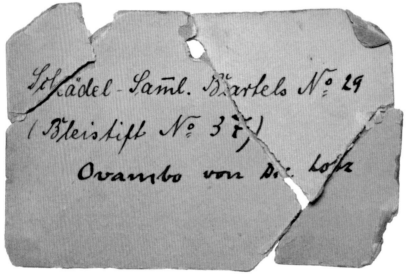

Recherchen zur Herkunft des **Schädels A 819** ergaben, dass es sich um den Schädel eines etwa 30- bis 35-jährigen Mannes aus der damaligen Kolonie Deutsch-Südwestafrika, dem heutigen Namibia, handelt. ● Da die historischen Überlieferungen zum Fund des Leichnams mit den biologisch-anthropologischen Untersuchungsergebnissen nicht übereinstimmten, blieb die Zuordnung zu einer konkreten Person unmöglich. Als gesichert gilt lediglich, dass der Mann in einem Diamanten-Sperrgebiet, vermutlich im Abbaufeld »Glückauf« bei Zillertal, einem Ort südlich von Windhoek/Namibia, gearbeitet hat und um 1910 schwer erkrankt verstarb. Die genauen Todesumstände bleiben unklar. Es konnte auch keine Gewissheit darüber gewonnen werden, wie der Schädel nach Berlin gelangte. Sicher ist, dass die Gesundheitsversorgung in den Diamantenminen des Sperrgebiets besonders schlecht und die Arbeitsbedingungen inhuman waren. Hunderte Wanderarbeiter fanden in den Abbaugebieten den Tod. Die Charité hat den Schädel A 819 an die Republik Namibia zurückgegeben.

↑ Rechercheansätze für die Provenienzforschung. Etikett und Zettel (Bilder) lagen dem Schädel A 819 ursprünglich bei. Sie enthalten Angaben zur Herkunftsgemeinschaft (Ovambo) sowie zum Überbringer (Dr. Lotz) und zur Sammlung (Bartels), auf dem Zettel ist außerdem angegeben, dass die Person männlich, bei »Diamantfeldarbeiten entlaufen« und »tot aufgefunden« worden war. Als Jahr der Übergabe des Schädels ist 1910 angegeben.

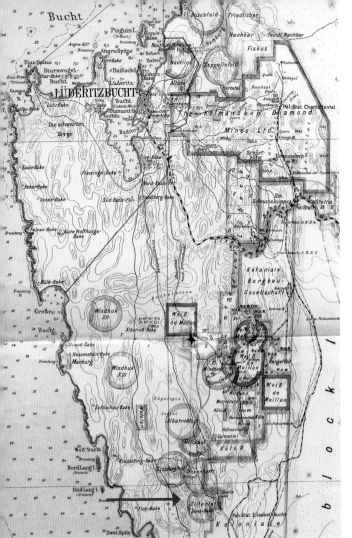

Karte mit deutschem Sperrgebiet 1913.
Zu sehen ist das Diamantenfeld südlich
von Lüderitzbucht mit Zillertal und Glückauf, heute Namibia. Die Pfeilspitze markiert
den vermuteten Fundort des Leichnams.

1913 | Karte der Kolonie Deutsch-Südwestafrika
Reproduktion | aus: Holger Stoecker u. a. (Hg.):
Sammeln, erforschen, zurückgeben,
Berlin 2013, S. 211.

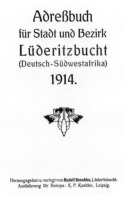

Adreßbuch
für Stadt und Bezirk
Lüderitzbucht
(Deutsch-Südwestafrika)
1914.

Herausgegeben u. verlegt von **Rudolf Geschke**, Lüderitzbucht.
Auslieferung für Europa: K. F. Koehler, Leipzig.

**Adresse des Abbaufeldes
»Glückauf«**

1914 | Adressbuch | Rudolf Geschke (Hg.), Adress-
buch für Stadt und Bezirk Lüderitzbucht (Deutsch-
Südwestafrika), Leipzig, S. 56 | Reproduktion
Universität Oslo | Digitalisat https://heim.ifi.uio.
no/~jensj/Slekt/Luderitz/

Restitution. Im September 2011 konnte
die Charité 20 Schädel an eine Delegation
der Republik Namibia übergeben.

2011 | Fotografie | Delegation der Republik Namibia
an der Charité | Reproduktion | Charité | Foto:
Simone Baar.

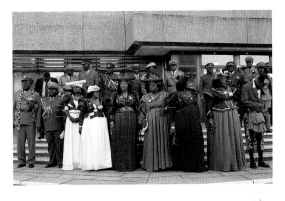

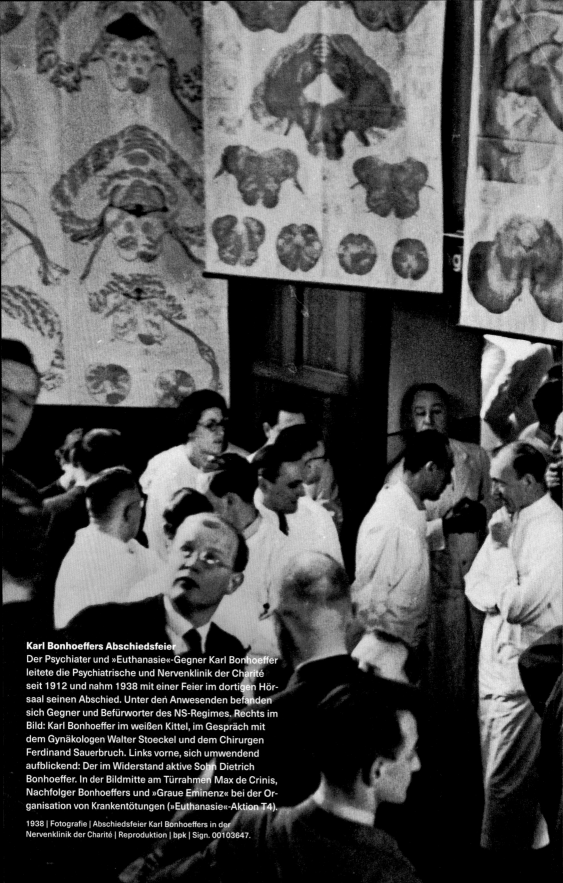

Karl Bonhoeffers Abschiedsfeier
Der Psychiater und »Euthanasie«-Gegner Karl Bonhoeffer
leitete die Psychiatrische und Nervenklinik der Charité
seit 1912 und nahm 1938 mit einer Feier im dortigen Hörsaal seinen Abschied. Unter den Anwesenden befanden
sich Gegner und Befürworter des NS-Regimes. Rechts im
Bild: Karl Bonhoeffer im weißen Kittel, im Gespräch mit
dem Gynäkologen Walter Stoeckel und dem Chirurgen
Ferdinand Sauerbruch. Links vorne, sich umwendend
aufblickend: Der im Widerstand aktive Sohn Dietrich
Bonhoeffer. In der Bildmitte am Türrahmen Max de Crinis,
Nachfolger Bonhoeffers und »Graue Eminenz« bei der Organisation von Krankentötungen (»Euthanasie«-Aktion T4).

1938 | Fotografie | Abschiedsfeier Karl Bonhoeffers in der
Nervenklinik der Charité | Reproduktion | bpk | Sign. 00103647.

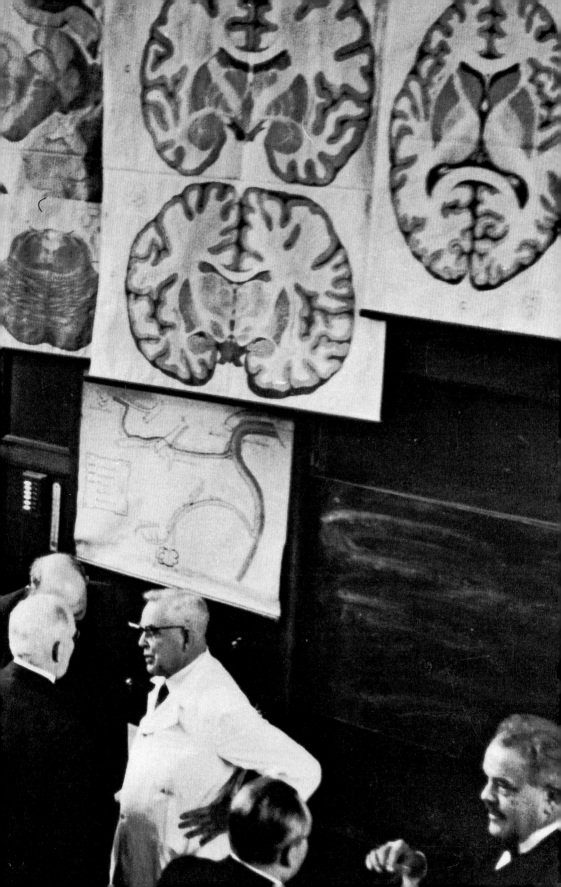

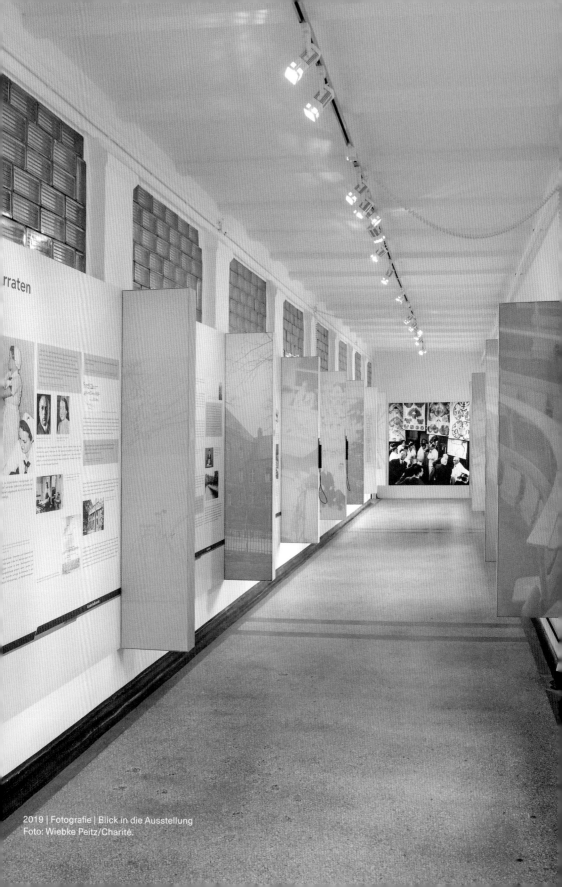

rraten

Akteure und medizinische Grenzüberschreitungen

Eine »Wissenschaft in Verantwortung« steht vor der Frage, welche Verhältnisse und Haltungen in der Medizin dazu führen können, dass Ärzt*innen in einer fragwürdigen und menschenverachtenden Weise handeln. ● Am Handeln spezifischer Akteur*-innen der NS-Zeit zeigen sich Grenzüberschreitungen der medizinischen Wissenschaft und Praxis sowie der Medizin innewohnende Gefährdungen besonders deutlich.

Sammeln und Kategorisieren
Anthropologie

Die medizinische Anthropologie beschäftigt sich mit Fragen der menschlichen Evolution und der biologischen Variabilität. Sie setzt sich auch mit unterschiedlichen Menschenbildern, sozialen und kulturellen Praktiken sowie deren historischem Wandel auseinander. Die Charité beherbergte bis 2012 größere anthropologische Schädel- und Skelettsammlungen, die zum überwiegenden Teil in der Kolonialzeit zusammengetragen wurden. Das Sammeln dieser Präparate geschah seinerzeit vorwiegend im Kontext rassenanthropologischer Forschungen. ● Die Nutzung der Gebeine gewaltsam getöteter Menschen für Forschungszwecke gilt heute als schwere Verletzung der Menschenwürde. Restitutionsforderungen stellten die Charité vor die Aufgabe, Wege für einen angemessenen Umgang mit Gebeinen fragwürdiger Herkunft zu finden.

2013 | Fotografie | Depot-Raum in Berlin-
Friedrichshagen, in dem die anthropologischen
Sammlungen der Charité derzeit untergebracht
sind | Reproduktion | SMB MVuF.

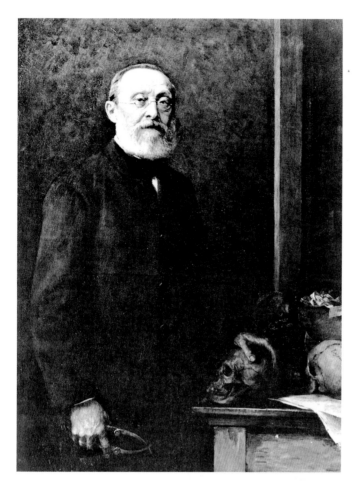

Der Mediziner und Politiker **Rudolf Virchow** (1821–1902) als Anthropologe, posierend mit einem Schädel aus seiner Sammlung. Anhand vergleichender Schädelmessungen schlussfolgerte Virchow, dass die Unterschiede der Merkmale innerhalb einer »Rasse« genauso groß waren wie die innerhalb der gesamten Weltbevölkerung.

1891 | Gemälde | Werk von Hanns Fechner | Reproduktion | IGM.

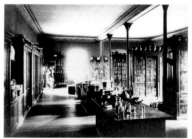

Sammeln, Systematisieren und Klassifizieren sind zentrale Forschungspraktiken der Medizin. Die ältesten Präparate der Berliner Anatomischen Sammlung gehen auf private anatomische Museen zurück, die im 18. Jahrhundert im Umfeld des Berliner Anatomischen Theaters entstanden. Viele der später hinzugekommenen Sammlungsstücke fertigten Anatomen im Rahmen eigener Forschungen an. ● Durch Tausch, Kauf oder die Beteiligung an Forschungsreisen gelangten Schädel und Knochen in die Sammlung, anhand derer »Rassenunterschiede« nachgewiesen werden sollten. Unter anderem entstand so die »Rassenschädelsammlung« der Berliner Anatomie.

Sammlungssaal des ersten Instituts für Pathologie der Friedrich-Wilhelms-Universität an der Charité. Wie andere Einrichtungen der universitären Medizin des 19. Jahrhunderts unterhielt das Pathologische Institut Rudolf Virchows eine wissenschaftliche Präparatesammlung.

1891 | Fotografie | Sammlungssaal des Instituts für Pathologie der Friedrich-Wilhelms-Universität Reproduktion | IGM | Sign. 000899.

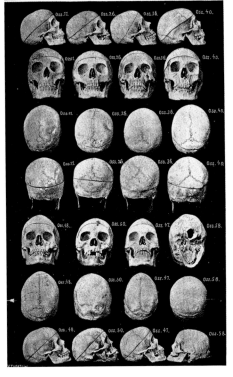

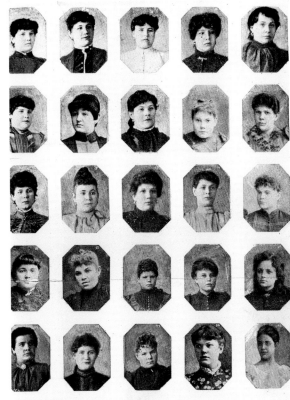

Physiognomien von russischen Prostituirten.

Die **»Schädel italienischer Verbrecherinnen«** (Tafel links) und die **»Physiognomie von russischen Prostituierten«** (Tafel rechts) aus einer Studie Cesare Lombrosos (1835–1909), 1894. Der Kriminalanthropologe beschäftigte sich mit vermeintlich körperlichen Merkmalen von Straftäter*innen. Seine Thesen entfalteten breite Wirkung und wurden von den Nationalsozialisten aufgegriffen, um eugenische Maßnahmen wie Zwangssterilisationen wissenschaftlich zu begründen. In Italien forderten 2010 Nachkommen von Personen, deren Schädel in Lombrosos Sammlung in Turin ausgestellt waren, deren Rückgabe und würdige Bestattung.

1894 | Illustrationen | »Schädel italienischer Verbrecherinnen« und »Physiognomie von russischen Prostituierten« | Tafeln III und V, aus: Cesare Lombroso, Das Weib als Verbrecherin und Prostituierte, Hamburg.

Die Fotografie wurde 1907 mit der Erläuterung publiziert: **»Eine Kiste mit Hereroschädeln** [...] von Truppen in Deutsch-Süd-West Afrika verpackt und an das Pathologische Institut zu Berlin gesandt, wo sie zu wissenschaftlichen Messungen verwandt werden sollen. Die Schädel [wurden] von Hererofrauen mittels Glasscherben vom Fleisch befreit [...]«. Die Schädel stammten von Opfern des Völkermords an den Herero und Nama. Sie wurden zu Forschungszwecken nach Berlin geschickt.

1905 | retuschierte Fotografie | aus: Anonymus, Meine Kriegs-erlebnisse in Deutsch-Südwest-Afrika. Von einem Offizier der Schutztruppe, Minden i. W. 1907.

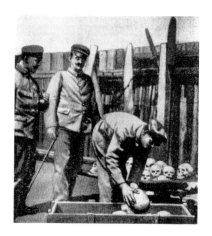

Westliche Forscher*innen sahen in seinerzeit gesammelten menschlichen Überresten in erster Linie wissenschaftliche Gegenstände. Schädel- und Knochenmessungen dienten nicht der Untersuchung im Einzelfall, sondern dem Nachweis einer überlegenen »europäischen Rasse«. Vergleichsobjekte aus anderen Weltteilen repräsentierten dabei das »Andere«. Für deren exakte Herkunft oder individuelle Merkmale interessierten sich Rassenforscher kaum. Das menschliche Individuum blendeten sie damit aus. Insbesondere Nachfahren bemühen sich heute um eine Reindividualisierung und einen würdevollen Umgang mit menschlichen Über-resten. Mit Hilfe der **Provenienzforschung** versuchen Wissenschaftler*innen deshalb, die Herkunft der Über-reste zu rekonstruieren und sie nach Möglichkeit konkreten Personen zuzuordnen. Gelingt dies, können Präparate an die Herkunftsländer zurückgegeben werden. Mittlerweile ist bekannt, dass ein Drittel der Präparate der »Rassen-schädelsammlung« der Berliner Anatomie aus Afrika stammt, zwei Drittel aus Amerika, Asien, Australien bzw. Ozeanien.

Karl Max Einhäupl, Vorstandsvorsitzen-der der Charité, und **Esther Moombolah-Goagoses** vom Erbschaftsrat Namibias unterzeichneten 2011 einen Vertrag zur Rückführung von Schädeln.

2011 | Fotografie | Vertragsunterzeichnung zur Rückführung von Schädeln | Reproduktion Charité | Foto: Simone Baar.

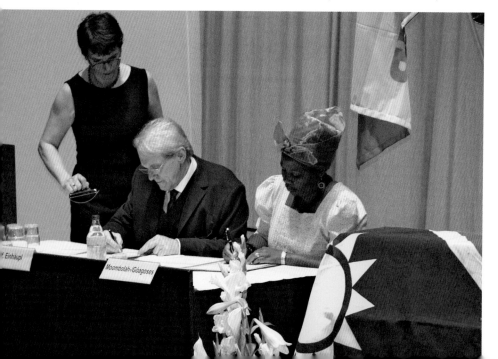

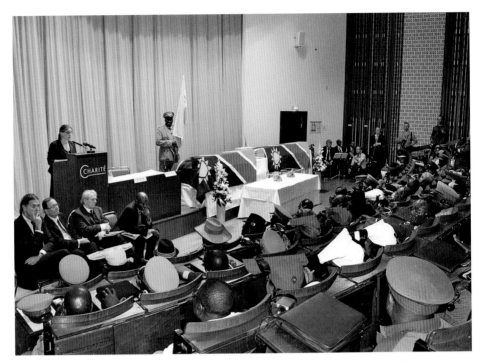

Feierliche Zeremonie im Zuge der Rückgabe von Schädeln an die Republik Namibia, 2011.

2011 | Fotografie | Zeremonie zur Rückführung von Schädeln | Reproduktion | Charité | Foto: Simone Baar.

Ende September 2011 übergab die Berliner Charité 20 Schädel an Vertreter der Herero und Nama der Republik Namibia. Die Heimkehr der Schädel wurde innerhalb der namibischen Gesellschaft als wichtiges Ereignis diskutiert. Der Umgang mit den menschlichen Überresten ist dabei Teil komplexer kultureller und politischer Prozesse, Diskurse und Dynamiken, über die in Deutschland wenig bekannt ist. Die namibische Community in Deutschland bemüht sich um Wiedergutmachung und eine sichtbare Verankerung der Kolonialverbrechen im kollektiven Gedächtnis.

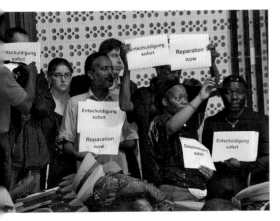

Seit 2014 verhandeln Namibia und Deutschland über die **Aufarbeitung des Völkermords deutscher Kolonialtruppen** an Herero und Nama (1904–1908). Seit 2016 spricht die deutsche Bundesregierung zwar offiziell von einem Genozid, auf geforderte Reparationsleistungen hat man sich jedoch (noch) nicht verständigt.

Demonstrant*innen forderten im Zuge der Restitution eine Entschuldigung sowie eine finanzielle Wiedergutmachung von der deutschen Bundesregierung.

2011 | Fotografie | Demonstration bei der Rückgabezeremonie an der Charité | Reproduktion | Charité | Foto: Simone Baar.

Aneignen und Wissen generieren
Anatomie

Erkenntnisse moderner Medizin basieren auch auf einer über Jahrhunderte gängigen Praxis der Forschung an Leichnamen. Bis heute eignen sich Studierende mit der Zergliederung des Körpers grundlegendes topografisches und morphologisches Wissen an. ● Für Anatomen stellten Leichname Hingerichteter wichtige Forschungs- und Lehrobjekte dar: Der Todeszeitpunkt stand fest, Sektionen waren planbar, die Verwesung hatte noch nicht eingesetzt. In der NS-Zeit führte der Leiter des Anatomischen Instituts, Hermann Stieve, Forschungen an den Körpern Hingerichteter aus der Haftanstalt Berlin-Plötzensee durch; Studierende nutzten solche Leichname für Präparierübungen. Weil die Sektionen ohne Einwilligung der Betroffenen erfolgten, betrachtet man sie heute als verwerflich.

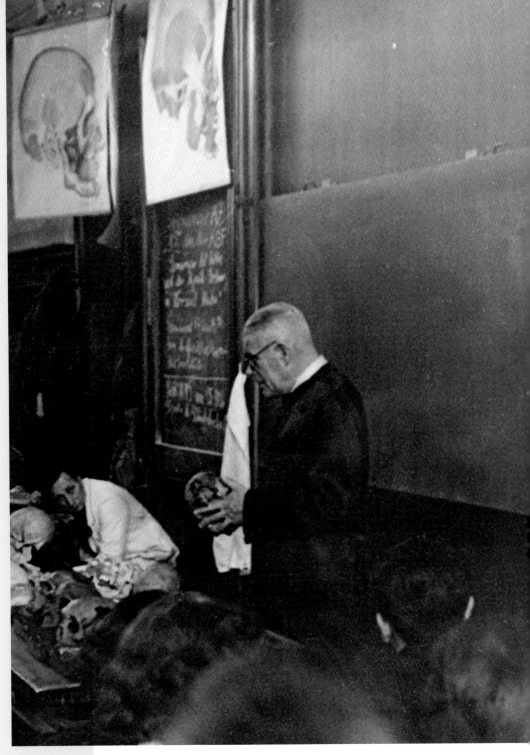

nach 1945 | Fotografie | Vorlesung Hermann Stieves
im Hörsaal des Anatomischen Instituts
Reproduktion | IGM | Sign. 012776.

»Jedermann also wußte Bescheid – Stieve wußte,
woher er die Leichen für sein Institut bezog, wir
Studenten wußten, an wessen Überresten wir das [...]
notwendige anatomische Wissen erwarben, und
die Passanten draußen auf der Straße wußten, wie
steil die Zahl der von Staats wegen getöteten Mit-
menschen neuerdings in die Höhe geschnellt war.«

1989 | Zitat | aus: Hoimar v. Ditfurth, Innenansichten eines Artgenossen.
Meine Bilanz, Düsseldorf, S. 167f.

Bekanntmachung

Die vom Volksgerichtshof wegen Vorbereitung zum Hochverrat
bzw. wegen Landesverrats in Tateinheit mit Vorbereitung zum Hochverrat zum Tode und dauerndem Ehrverlust verurteilten

Stefan Lovasz, 36 Jahre alt,
Josef Steidle, 30 Jahre alt,
Artur Görih, 31 Jahre alt,
Liselotte Herrmann, 28 Jahre alt,

sind heute morgen hingerichtet worden.

Berlin, den 20. Juni 1938.

Der Oberreichsanwalt beim Volksgerichtshof.

**Öffentliche Bekanntmachung von
Hinrichtungen** in Berlin-Plötzensee,
1938. Die 28-jährige Liselotte Herrmann
gehörte dem kommunistischen Widerstand an. Als Mitunterzeichnerin des
»Aufrufes zur Verteidigung der demo-
kratischen Rechte und Freiheiten an der
Berliner Universität« war sie 1933 vom
Studium ausgeschlossen worden.

1938 | Plakat | Bekanntmachung von Hinrichtungen
in Berlin-Plötzensee | Reproduktion | BArch | Sign.
SgY 19/114.

42. Die früheren, den Gegenstand dieser Verfügung betreffenden
Bestimmungen haben hiermit ihre Bedeutung verloren.

gez. Dr. G ü r t n e r

Beglaubigt

ialkanzleiobersekretär

– 15 –

Bestattung durch die Angehörigen Bedenken bestehen, insbesondere eine Störung der öffentlichen Sicherheit und Ordnung zu
besorgen ist, hat die Vollstreckungsbehörde auch hierauf hin-
zuweisen.

Sind in den Fällen einer Verurteilung wegen Hochverrats,
Landesverrats oder eines anderen, ausweislich des Urteils aus
politischen Beweggründen begangenen Verbrechens von der Geheimen Staatspolizei Bedenken gegen die Überlassung des Leichnams
an die Angehörigen geäußert worden, wird der Leichnam der
Geheimen Staatspolizei überlassen; die Angehörigen werden an
diese verwiesen.

39. Haben die Angehörigen nicht um die Überlassung des Leichnams
gebeten, und geht eine solche Bitte auch nicht ein, solange
der Leichnam noch in der Vollzugsanstalt verfügbar ist, so
wird der Leichnam dem von mir im Vollstreckungsauftrag bezeichneten anatomischen Institut einer Universität für Lehr=
und Forschungszwecke überlassen, sofern das Institut einen
Beauftragten zum Vollstreckungsort entsendet.

40. Wenn es gewünscht wird und die räumlichen Verhältnisse es ge-
statten, ist dem Beauftragten des Instituts in möglichster
Nähe der Richtstätte ein geeigneter, gut belichteter Raum für
ihre Arbeiten zur Verfügung zu stellen. Dieser Raum darf
ebensowenig wie der Richtraum sonst als Arbeitsraum für Gefan-
gene verwendet werden. Es muß dann dafür gesorgt werden, daß
der den Leichnam enthaltende Sarg unmittelbar nach Vollstrek-
kung des Todesurteils ohne jede Verzögerung in diesem Raum den
Beauftragten des Instituts übergeben wird.

Soweit hergebrachtermaßen die Gehirne hingerichteter Personen hirnpathologischen Instituten zur mikroskopischen Untersuchung zur Verfügung gestellt werden, wird entsprechend
verfahren.

41. Verzichtet das anatomische Institut auf die Überlassung des
Leichnams oder erscheint kein Beauftragter von ihm, so wird
der Leichnam der Polizeibehörde zur Bestattung übergeben.

Bitten die Angehörigen nach der Vollstreckung des Todesurteils um die Überlassung des Leichnams und hat die Sezierung
bereits begonnen, so ist zu erwidern, daß der Antrag als ver-
spätet nicht mehr berücksichtigt werden könne.

42.

Auszug aus einer **Rundverfügung des
Reichsjustizministers** mit Angaben zum
Umgang mit Leichnamen Hingerichteter.

1939 | Rundschreiben | Auszug aus: Schreiben des
Reichsjustizministers zu »Maßnahmen aus Anlass
von Todesurteilen«, 19.02.1939 | Reproduktion
BArch | Sign. R 3001/21315, fol. 218–225.

1. In der Zeit vom 7. bis zum 12.9.1943 sind in Plötzensee über 250
Todesurteile vollstreckt. Die Wegschaffung der Leichen hat das
anatomische Institut übernommen. Sie ist im wesentlichen durchgeführt durch die Institutsdiener Pachali und Schwalbe. Die Arbeit
war umso unangenehmer, als ein großer Teil der Leichen mehrere Tage
im Freien (zeitweise im Regen) liegen mußte). Der Oberinspektor
Eichhorn (beim Generalstaatsanwalt beim Landgericht Berlin), der
über Einzelheiten weitere Auskünfte geben könnte, hat angeregt, den
beiden Institutsdienern aus Justizmitteln eine besondere Zuwendung
in Geld zukommen zu lassen.

Nach Rücksprache mit Herrn Ministerialrat Anders habe ich
Herrn Oberinspektor Eichhorn gebeten, bei dem Leiter des anatomischen Instituts anzufragen, ob Bedenken bestehen, wenn dem Institut
aus Justizmitteln eine Zuwendung von 400 RM überwiesen wird mit
der Bitte, das Geld an die beteiligten Institutsdiener zu vertei-
len.

Herr Oberinspektor Eichhorn hat mit Herrn Professor Dr. Stiwe,
dem Leiter des anatomisch-biologischen Instituts der Universität
Berlin, Berlin NW 7, Luisenstr. 56, gesprochen. Dieser hat gegen
den vorgeschlagenen Weg keine Bedenken.

2. Herrn Ministerialdirigenten Mettgenberg
m.d.B.u.K.

3. Herrn Ministerialrat Anders
unter Bezugnahme auf die fernmündliche Rücksprache mit dem
Anheimgeben der weiteren Veranlassung übersandt.

Abteilung IV würde eine Zuwendung an die beiden Institutsdiener sehr begrüßen. Die Arbeit lag im Interesse der Justiz.

– Berlin, den 15. September 1943

Im September 1943 übernahm die Berliner Anatomie die **Leichname der »Blutnächte« von Plötzensee**. Innerhalb weniger Tage waren mehr als 250 Häftlinge in Schnellverfahren hingerichtet worden. Hilfsdiener des Instituts erhielten Sonderzulagen für den Transport der Leichen.

1943 | Vermerk | Vermerk aus dem Reichsjustizministerium vom 15.09.1943 | Reproduktion BArch | Sign. R 3001/25019, Bl. 149.

Charlotte Pommer (1914–2004) war Assistentin Hermann Stieves von 1941 bis 1942. Nachdem sie auf dem Seziertisch die Leichname von Libertas Schulze-Boysen und Arvid Harnack erkannt hatte, kündigte sie ihre Stelle. In das Staatskrankenhaus der Polizei versetzt, half sie dort Häftlingen und schloss sich dem Widerstand an.

»Am 22. Dezember 1942 sind auf ›Befehl des Führers‹ [...] elf Männer gehenkt, außerdem fünf Frauen dekapiert worden. Fünfzehn Minuten später lagen sie aufgebahrt im Sternsaal der Anatomie. Auf dem ersten Tisch Deine Cousine [Libertas Schulze-Boysen], auf dem zweiten der kleine Legationsrat [Rudolf] von Sch[eliha], auf dem folgenden [Arvid] H[arnack], [...] Ich war erstarrt und konnte meiner Aufgabe als Assistenz von Prof. Stieve, der seine wissenschaftlichen Untersuchungen wie immer mit großer Sorgfalt und einem ungewöhnlich großen Fleiß durchführte, kaum noch mechanisch folgen, so sehr war ich von dem vorausgegangenen Geschehen beeindruckt.«

2013 | Zitat | aus: Barbara Orth, Gestapo im OP. Bericht der Krankenhausärztin Charlotte Pommer, Berlin, S. 24f.

»Durch die Hinrichtungen erhält das Anatomische und Anatomisch-biologische Institut einen Werkstoff, wie ihn kein anderes Institut der Welt besitzt. Ich bin verpflichtet, diesen Werkstoff entsprechend zu bearbeiten, zu fixieren und aufzubewahren.«

1938 | Zitat | aus: Brief Hermann Stieves an den Reichs- und Preußischen Minister für Wissenschaft, 09.11.1938 | UA-HUB | Sign. UK 685, Bl. 89f.

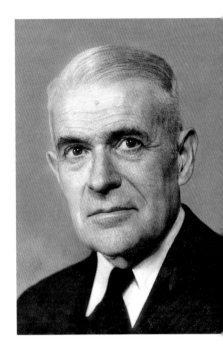

Hermann Stieve (1886–1952), Leiter des Anatomischen Instituts ab 1935. Der »Gynäkologe unter den Anatomen« forschte an Leichnamen hingerichteter Frauen über die Fortpflanzungsorgane des Menschen. Ihn interessierte, wie sich »psychischer Stress« auf das Gewebe von Eierstöcken auswirkte.

o. J. | Fotografie | Hermann Stieve | Reproduktion | IGM.

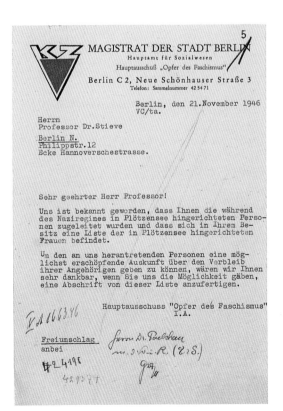

Eine vollständige **Liste der Leichname Hingerichteter**, die die Berliner Anatomie zwischen 1935 und 1945 übernahm, existiert nicht. Überliefert ist eine Aufstellung von 174 Frauen und acht Männern, die Stieve 1946 aus Forschungsunterlagen zusammenstellte. Nach Abschluss der Sektion wurden die Körper kremiert. ● Hermann Stieve lehrte nach Kriegsende weiterhin an der Berliner Universität. Er erklärte, nur »Schwerverbrecher« seziert zu haben. »Leichen des 20. Juli«, also des Widerstands 1944, habe er abgelehnt oder sofort eingeäschert. Im Zweifelsfall gab er sich unwissend.

1946 | Brief | Schreiben des Hauptausschusses der »Opfer des Faschismus« an Hermann Stieve mit der Bitte um Übersendung einer Namensliste übernommener Leichname, 21.11.1946 | Reproduktion BArch | Sign. DP 1/6490, Bl. 5.

Liebe Greta!

Herzliche Grüße. Du weißt ja sicher nicht, ob ich in meinem Alter noch lebe. Ich bin im April 75 geworden und bekam von der Partei als Anerkennung die Karl-Marx-Plakette in Silber.

Heute abend gehe ich wieder zur Gedenktafel im Rathaus, diesmal mit 11 roten Nelken. Sag, Greta, liegen unsere Toten irgendwo in Plötzensee? Oder hat man sie umbetten können? Wo? Oder. . . . . .

Erzählte ich Dir schon, daß eine Frau, die damals Medizin studierte, in Berlin in der Anatomie so- und soviel Leichen fand, an die sich die Studenten heranmachten, während sie, bis dahin ahnungslos, aus Furcht treten mußte: "so also ist das?" denken mußte und heute in der Friedensbewegung steht? Das erzählte sie mir mit noch näheren Einzelheiten, nachdem ich in der mediz. Fachschule vor ihren Schülerinnen an einem Erinnerungstag gesprochen hatte.

Laß Dich grüßen zu diesen Tagen von

Deiner

Lfd. Nr.	Name	Alter in J.	Geburts- datum	Sterbe- datum	Bemerkungen	6
1	Jünemann					
2	Schröter			8. 7.		
3	Wittke	22		23. 7.36		
4	Groger			28. 5.37		
5	Kneip	39	7. 7.39	4.10.39		
6	Kuhlmann	23	26.10.14	19. 7.39		
7	Seyferth	36	14.11.02	12.11.38		
8	Schweitzer			15. 4.39		
9	Schutzer	41	8. 1.97	15. 6.39		
10	Gässner	40	16.11.99	7.12.39		
11	Gose	19	13. 2.20	2. 3.39		
12	Diecker, Marie	33		29. 7.40		
13	Martyn, Janina	20		21. 8.41		
14	Pyschewski	41	13. 4.99	21. 3.41		
15	Schubert, Ruth	20	22.11.20	1. 2.41		
16	Augustiniak, Veronika	42	30.11.99	15. 8.42		
17	Ball	61	24. 4.80	19. 3.42		
18	Baum, Marianne	50		18. 8.42		
19	Buczah, Else	30	3. 7.11	17. 5.42		
20	Czubakowska, Bronislawa	29		15. 8.42		
21	Friedermann	23	3. 9.18	20. 6.42		
22	Götze, Ursula	28	29. 3.16	5. 8.42		
23	Golombiewski, Sophie	35	8. 2.07	7. 8.42		
24	Großvogel	42		6. 7.42		
25	Hanusch, Erika	22	23. 4.20	17. 7.42		
26	Jadkiewitz, Hildegard	26		15. 8.42		
27	Kascheit, Juliette	21	20.11.20	2.10.42		
28	Kuchmann, Sara	30		18. 8.42		
29	Korsing, Frieda	53	17. 4.89	5. 6.42		
30	Lambert, Elisabeth	45	15.10.97	14.12.42		
31	Laetsch, Ulla	31	22. 8.10	7. 7.42		

	Name				7
32	Redepenning	31	25.12.10	30. 7.42	
33	Reichmann, Luise	38	22.12.04	15.12.42	
34	Saarow	19	16. 5.23	5. 6.42	
35	Sadowska	27	14. 4.15	4. 5.42	
36	Schafner	64	29. 3.78	15. 8.42	
37	Schulze-Boysen, Libertas	29	20.11.13	22.12.42	
38	Schumacher, Elisabeth	39	28. 4.04	22.12.42	
39	Tucholla, Käthe	32	10.11.10	28. 9.42	
40	Walther, Irene	23		15. 8.42	
41	Zbieroka, Liskadia	25	22. 5.17	23. 8.42	
42	Bach, Margarete	59	1. 8.83	4. 5.43	
43	Baumgartner, Gertrud	28	23. 3.20	15. 4.43	
44	Beck, Kalo van	22	14.11.20	5. 8.43	
45	Behnke, Marta	68	22.12.04	29. 7.43	
46	Beltero, Frieda	32	22.11.11	29.12.43	
47	Berkowitz, Liane	20	7. 8.23	5. 8.43	
48	Biesenack, Emilie	43	13.10.99	17. 5.43	
49	Buese	20	9. 1.23	17. 5.43	
50	Buśch	18	31. 1.21	5. 8.43	
51	Castek, Jaroslava	34	5. 9.08	25. 5.43	
52	Comelli, Jeanne	19	17. 1.24	24. 9.43	
53	Coppi, Hilda	34	13. 5.09	5. 8.43	
54	Dalocher, Helene	39	25. 8.04	14.11.43	
55	Dietrich, Giesela	23	16. 6.20	21.12.43	
56	Dvorak	23		23. 3.43	
57	Dymski, Monika	25	28. 4.18	25. 6.43	
58	Engler, Stephanie	32	18.11.10	25. 6.43	
59	Erlik, Georgette	29	26.10.13	20. 8.43	
60	Froese, Tosca	40	9.12.03	14.11.43	
61	Gasvag, Marianne	28	18.12.24	30. 9.43	

← **Verbleib ungewiss.** Frage einer Mutter, deren Tochter 1943 in Plötzensee hingerichtet wurde, nach dem Begräbnisort der Toten, 1954. 1945 befanden sich noch über 120 Aschegefäße im Anatomischen Institut. Die französische Militäradministration holte 1946 42 Urnen ab; bis 1952 noch verbliebene 80 Urnen wurden auf dem Friedhof Altglienicke beigesetzt. Mehr als 300 mikroskopische Präparate, 2016 im Nachlass Stieves aufgefunden, fanden 2019 ihre letzte Ruhe auf dem Berliner Dorotheenstädtischen Friedhof.

1954 | Brief | Schreiben der Mutter einer in Plötzensee Hingerichteten an Greta Kuckhoff, die der Widerstandsgruppe »Rote Kapelle« angehört hatte, 04.08.1954 | Reproduktion | BArch | Sign. N 2506/59, Mappe Rose Schlösinger, Bl. 168.

Hermann Stieves Liste. Am 26. August 1935 wurde der Leichnam Charlotte Jünemanns in das Anatomische Institut gebracht. Ihr Name steht ganz oben auf Stieves Liste. Liane Berkowitz und Hilde Coppi, beide bei ihrer Verhaftung schwanger, brachten vor der Hinrichtung ihre Kinder noch zur Welt. Insgesamt waren zwei Drittel der Personen auf Hermann Stieves Liste Deutsche, die anderen polnischer, tschechischer, französischer, belgischer und österreichischer Nationalität; auch eine US-Amerikanerin und eine Sowjetbürgerin sind genannt. Unter den Toten befanden sich Personen aus dem Widerstand, unter ihnen Frauen jüdischer Abstammung, und Zeuginnen Jehovas.

1946 | Liste | »Stieves Liste« mit 182 Namen von Leichnamen Hingerichteter | Reproduktion | BArch Sign. DP 1/6490, Bl. 6–11.

Überwachen und Ausgrenzen
Dermatologie und Venerologie

Da sich die sogenannten klassischen Geschlechtskrankheiten an der Haut manifestieren, wurde die Venerologie eine Spezialdisziplin der Dermatologie. Um 1900 erhielt das noch junge Fach in Deutschland das erste Ordinariat. ● Die verheerenden Folgen der Syphilis wurden mit der Entdeckung des Erregers im Jahr 1905 im ganzen Ausmaß offenbar. Eine antibiotische Therapie stand in Deutschland erst nach 1945 zur Verfügung. Herkömmliche Mittel hatten starke Nebenwirkungen, sodass man zuvor vor allem bemüht war, Infektionen vorzubeugen und die Verbreitung der Krankheit zu verhindern. Als geeignete Maßnahme galt die gesundheitspolizeiliche Überwachung, vor allem die Zwangsuntersuchung weiblicher Prostituierter, die für die Übertragung von Geschlechtskrankheiten verantwortlich gemacht wurden. ● Erst nach dem Ersten Weltkrieg setzte sich langsam die Erkenntnis durch, dass eine Gleichbehandlung männlicher und weiblicher Geschlechtskranker erforderlich war. Die Doppelmoral des hergebrachten Modells geriet zunehmend in die Kritik; gleichzeitig wirkte die Beurteilung Prostituierter als psychisch »minderwertig« und krankmachend fort.

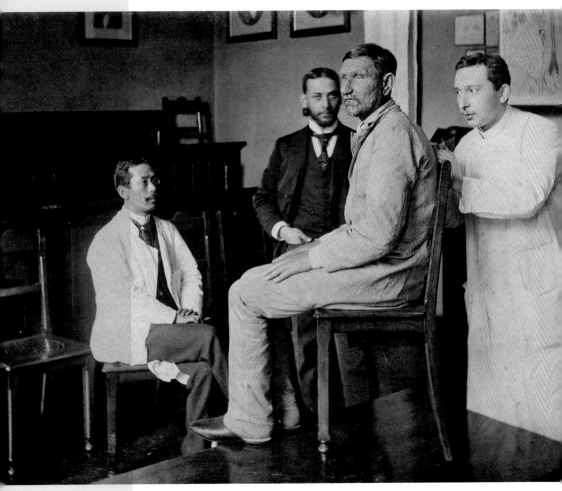

Der Dermatologe **Felix Pinkus** (ganz rechts)
mit einem Patienten und zwei Kollegen.

1897 | Fotografie | Felix Pinkus mit Patient und Kollegen,
10.10.1897 | Reproduktion | mit freundlicher Genehmi-
gung des Leo Baeck Instituts | Felix Pinkus family
collection AR 25456 | Sign. 1634590.

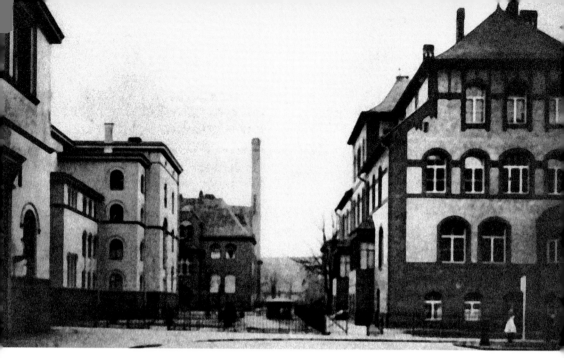

Die **Poliklinik für Haut- und Geschlechtskrankheiten**, erbaut 1906 (rechtes Gebäude), und die **Hautklinik** (»Sommerlazarett«) der Charité vor ihrer Zerstörung 1943 (linkes Gebäude). Ende des 19. Jahrhunderts war die räumliche Situation in Berlin noch so schlecht, dass der führende Dermatologe der Zeit, Albert Neisser (1855–1916), einen Ruf von Breslau nach Berlin ablehnte. Auch im Zuge der umfassenden Modernisierung und Erweiterung der Charité um 1900 erhielt die Hautklinik kein neues Gebäude, sondern musste mit einem Umbau des ehemaligen Sommerlazaretts vorliebnehmen.

o. J. | Fotografie | Hautklinik der Charité | Reproduktion
IGM | Sign. 001023.

Alfred Grotjahn (1869–1931), seit 1919 ordentlicher Professor für Sozialhygiene an der Berliner Universität und ab 1920 sozialdemokratischer Abgeordneter des Reichstages.

1929 | Fotografie | Alfred Grotjahn (1869–1931)
Reproduktion | BArch | Bild 183-1991-0904-505.

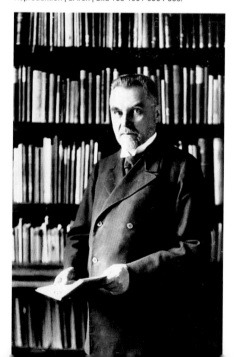

»[...] daß wir Ärzte heute wissen, daß mindestens ein Drittel, wahrscheinlich aber die Hälfte dieser bedauernswerten Frauen einer psychopathischen Minderwertigkeit ihre Neigung verdanken und deshalb nicht als voll zurechnungsfähig angesehen werden können.«

Alfred Grotjahn bezeichnete in seiner **Reichstagsrede** über das Gesetz zur Bekämpfung der Geschlechtskrankheiten Prostituierte noch 1923 als psychisch »minderwertig«.

1923 | Zitat | Reichstagsrede Grotjahn, 364. Sitzung am 13.06.1923,
in: Verhandlungen des Reichstages, Bd. 360.1920, Berlin, S. 11313.

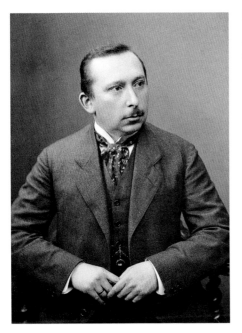

Felix Pinkus (1868–1947). Der Neisser-Schüler erhielt 1916 eine außerordentliche Professur für Dermatologie an der Berliner Universität und engagierte sich in der Deutschen Gesellschaft zur Bekämpfung der Geschlechtskrankheiten (DGBG). Seit ihrer Gründung durch Albert Neisser 1902 setzte die Gesellschaft verstärkt auf Aufklärung, Beratung und Behandlung statt auf polizeiliche Maßnahmen. Ein 1927 verabschiedetes Gesetz folgte diesem Ansatz und übertrug die Überwachung und Bekämpfung von Geschlechtskrankheiten von der Polizei auf die Gesundheitsämter. Dermatolog*innen wie Pinkus setzten sich angesichts herrschender Vorurteile für mehr Aufklärung und Diskretion in der Behandlung ein.

o. J. | Fotografie | Felix Pinkus | Reproduktion | UB-HUB.

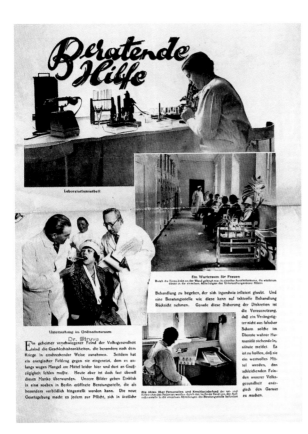

Bildreportage über die erste **Beratungsstelle für Geschlechtskranke** in Berlin mit ihrem Gründer und Leiter Felix Pinkus (rechts im Bild Ordinationsraum), 1920er Jahre. Die Behandlungsstelle versorgte die Einwohner des Berliner Stadtbezirks Mitte.

nach 1920 | Zeitschrift | Bildreportage »Beratende Hilfe« | Reproduktion | mit freundlicher Genehmigung des Leo Baeck Instituts | Felix Pinkus family collection AR 25456 | Sign. Box 141, Folder 1.

Der Oberbürgermeister.
Ges.15

Berlin, den 9. April 1933.
Fischerstr. 39/42.
Fernruf:Mag. 4391.

Ich entbinde Sie hiermit von Ihrer Diensttätigkeit als beratender Arzt in der Beratungs- und Behandlungsstelle I für Geschlechtskrankheiten und verbiete Ihnen das Betreten des Hauses des Hauptgesundheitsamtes, Fischerstr. 39/42.

An Herrn
Prof. Dr. P i n k u s .
B e r l i n W. 35
Lützowstr. 65

I.V.

als bestellter Kommissar.

Entlassen wegen »nicht-arischer« Abstammung. Der Oberbürgermeister von Berlin entband Felix Pinkus 1933 von seiner Arbeit in der Beratungsstelle für Geschlechtskrankheiten. Im gleichen Jahr entzog ihm das Ministerium für Wissenschaft die Lehrbefugnis.

1933 | Brief | Der Oberbürgermeister von Berlin an Felix Pinkus, 09.04.1933 | Reproduktion mit freundlicher Genehmigung des Leo Baeck Instituts | Felix Pinkus family collection AR 25456 | Sign. Box 001, Folder 43.

Wegen erschwerter Zugänge zur universitären Medizin auch vor 1933 hatten sich viele jüdische Mediziner*innen auf vergleichsweise junge Fachdisziplinen wie die Dermatologie konzentriert. An der Hautklinik der Charité wurde in der NS-Zeit neben Felix Pinkus den jüdischen Dermatologen **Franz Blumenthal** (1878–1971) und **Abraham Buschke** (1868–1943) die Lehrbefugnis entzogen, den Assistent*innen **Franklin Reiss** (1896–1972) und **Käthe Jaffé** (1894–1972) wurde gekündigt.

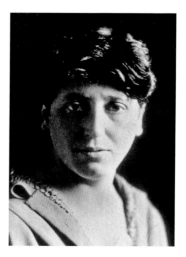

Die Ärztin und Politikerin **Käte Frankenthal** (1889–1976). Neben ihrer Tätigkeit als Assistenzärztin an der Berliner Charité (1918–1924) betrieb sie eine Praxis, in der sie Ehe- und Sexualberatungen durchführte. 1933 wurde sie als »national unzuverlässig« und »nicht-arisch« entlassen.

o. J. | Fotografie | Käte Frankenthal | Reproduktion IGM | Sign. 019891.

»Die jetzige Situation ist folgende: Das Gesetz zur Bekämpfung der Geschlechtskrankheiten wurde bereits im März 1933 geändert. Das war also einer der ersten gesetzgeberischen Akte des Hitler-Regimes. Unzucht als solche ist wieder unter Strafe gestellt. Das alte Übel, dass Kranke sich verbergen und Angst haben, zum Arzt zu gehen, weil sie bestraft werden können, ist also wiedergekehrt. [...]«

1981 | Zitat | aus: Käte Frankenthal, Der dreifache Fluch: Jüdin, Intellektuelle, Sozialistin, Frankfurt/Main, New York, S. 42f.

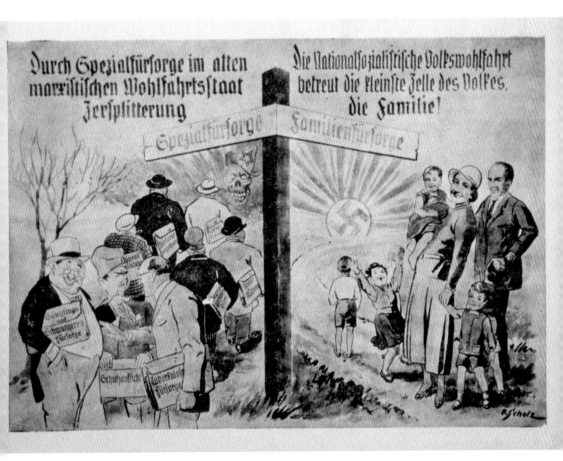

Durch Spezialfürsorge im alten marxistischen Wohlfahrtsstaat Zersplitterung

Spezialfürsorge

Die Nationalsozialistische Volkswohlfahrt betreut die kleinste Zelle des Volkes, die Familie!

Familienfürsorge

Die **antisemitische Postkarte** stellt propagandistisch die Neuausrichtung der Gesundheits- und Fürsorgepolitik in der NS-Zeit weg von der individuellen Behandlung hin zum »Volkskörper« dar.

1933 | Postkarte | Spezialfürsorge – Familienfürsorge | Reproduktion | DHM, I. Desnica Inv.-Nr. PK 99/44.

Entwicklungen der 1920er Jahre machte das NS-Regime rückgängig. Sie galten als jüdisch, marxistisch und volksschädlich. Die sozialmoralische Ausgrenzung Prostituierter verschob sich hin zu einer sozialbiologischen Verurteilung angeblicher Träger*innen von Erb- und Geschlechtskrankheiten als Gefahr für einen gesunden »Volkskörper«. Wer sich den Maßnahmen der Gesundheitsbehörden entzog, wurde seit 1937 kriminalpolizeilich erfasst und konnte als »asozial« interniert werden. Gesundheitspolizeiliche Zwangsmaßnahmen konzentrierten sich auf Prostituierte und sozial Schwache. ● Die Nationalsozialisten nutzten herkömmliche Vorurteile für eine rigide Verfolgung weiblicher Prostituierter, während gleichzeitig die Notwendigkeit einer gesundheitlich überwachten, kasernierten Prostitution – bis hin zu Lagerbordellen für Häftlinge – außer Frage stand.

Pathologisieren
Frauenheilkunde und Geburtshilfe

Die Entstehung der Frauenheilkunde ist geprägt durch einen patriarchalischen Blick auf die Frau. Der Frauenleib diente als Projektionsfläche für moralisierende Gesellschafts-, Familien- und Rollenzuschreibungen. Dabei wurde der weibliche Körper im Vergleich zum männlichen oftmals als defizitär beschrieben. ● In der NS-Zeit unterlag der weibliche Körper bis hin zu Zwangssterilisationen und Zwangsabtreibungen »rassischen« und »erbgesundheitlichen« Bewertungen, die – eugenisch begründet – von vielen Mediziner*innen als zukunftsweisend angesehen wurden.

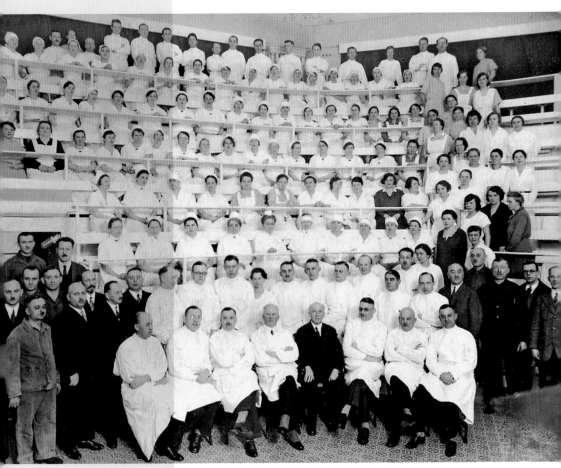

Die Belegschaft der I. Universitäts-Frauenklinik in der Artilleriestraße, heute Tucholskystraße, unter ihrem Direktor Walter Stoeckel zu Beginn der 1930er Jahre. (Stoeckel: 1. Reihe sitzend, 4. v. l.)

1934 | Fotografie | Belegschaft der I. Universitäts-Frauenklinik | Reproduktion | IGM | Sign. 015696.

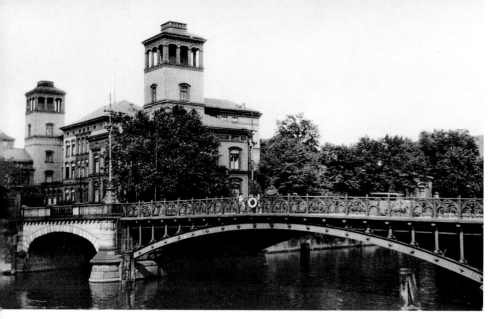

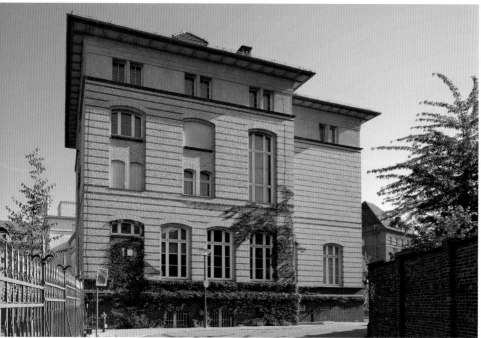

Die **I. Universitäts-Frauenklinik** in der Artilleriestraße um 1906 (Bild. oben) und der einzig erhaltene Gebäudeteil der 1883 am Alexanderufer gegründeten **II. Universitäts-Frauenklinik** an der Charité, 2007 (Bild. unten). 1952 wurden die Kliniken unter Leitung von Helmut Kraatz (1902–1983) vereinigt. In der NS-Zeit führten beide Kliniken Eingriffe zur Unfruchtbarmachung durch.

um 1906 | Fotografie | I. Universitäts-Frauenklinik in der Artilleriestraße
Reproduktion | IGM | Sign. 001317.

2007 | Fotografie | Erhaltener Teil der II. Universitäts-Frauenklinik
an der Charité | Reproduktion | IGM | Sign. 001471.

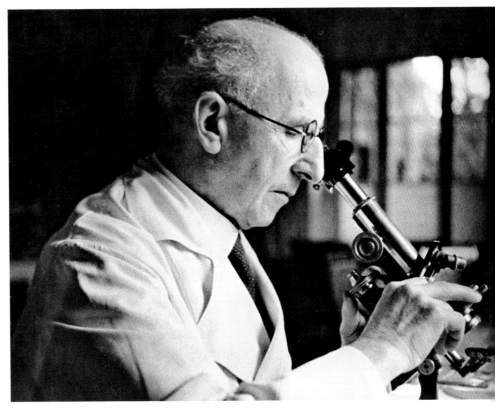

Robert Meyer (1864–1947), Histopathologe und Prosektor an der II. Universitäts-Frauenklinik bis 1912, danach bis 1939 an der I. Frauenklinik in der Artilleriestraße. Sein Labor war Ort bedeutender endokrinologischer Forschungen. Hier entwickelten Selmar Aschheim (1868–1965) und Bernhard Zondek (1891–1966) eine Frühtestmethode zur Schwangerschaftserkennung (Aschheim-Zondek-Reaktion). Die »Nicht-Arier« Meyer, Aschheim und Zondek mussten Deutschland nach 1933 verlassen.

o. J. | Fotografie | Robert Meyer | Reproduktion | IGM | Sign. 001413.

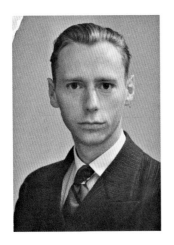

Percival Treite (1911–1947) arbeitete am Pathologischen Institut der I. Universitäts-Frauenklinik unter Robert Meyer. Walter Stoeckel betreute seine Promotion und Habilitation. Als SS-Mitglied war Treite ab 1943 Lagerarzt im Frauen-Konzentrationslager Ravensbrück. 1946 wurde er im ersten britischen Ravensbrück-Prozess in Hamburg angeklagt, die Ermordung von Kranken angeordnet und geduldet, Zwangssterilisationen im Lager durchgeführt, Vernichtungs-Selektionen verantwortlich beaufsichtigt und an illegalen Exekutionen teilgenommen zu haben. Kurz vor der Vollstreckung des Todesurteils nahm er sich das Leben.

1938 | Fotografie | Percival Treite | Reproduktion | BArch Sign. BDC, RS, Treite, Percival, 10.09.1911.

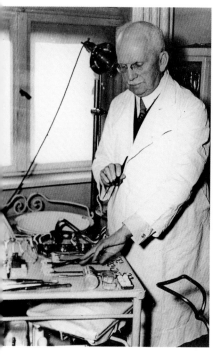

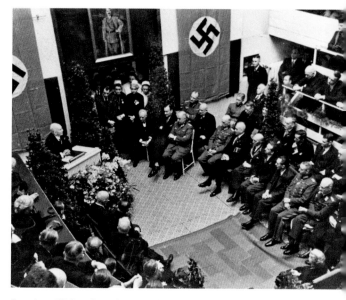

Walter Stoeckel (1871–1961), Leiter der
I. Universitäts-Frauenklinik von 1926 bis
1951, sprach sich zwar gegen Abtreibungen aus sozialer Indikation aus und setzte
sich gegen die Schwangerschaftsverhü-
tung ein. Abtreibungen aus medizinischer
Indikation sowie eugenisch begründete
Zwangssterilisationen und -abtreibungen
hielt er aber für richtig.

o. J. | Fotografie | Walter Stoeckel
Reproduktion | IGM | Sign. 001555.

Festakt zu Walter Stoeckels 70. Geburtstag
(Stoeckel am Rednerpult) im Hörsaal der I.
Universitäts-Frauenklinik in der Artilleriestraße
am 14. März 1941. Zu den Gästen zählte auch
Joseph Goebbels (1. Reihe sitzend, 4. v. r.).

1941 | Fotografie | Festakt zu Walter Stoeckels
70. Geburtstag | Reproduktion | IGM | Sign. 012463.

»[Conti] verfaßte ›Richtlinien für die künstliche Befruchtung‹, um die
Ausfälle an deutschen Männern im Krieg zukunftsgewendet ›völkisch‹
auszugleichen. [Man dürfe] das große, überschüssige ›Frauengut‹, das
nach dem Kriege zwangsläufig entstehen würde, beziehungsweise
bereits vorhanden sei, für die Fortpflanzung und ›Männerauffüllung‹
nicht ›brachliegen‹ lassen. [...] Ich sah im Geiste schon ›Deckstationen‹
und ›Frauen-Schauen‹ mit Prämienverleihung auf Konzeptionsfähigkeit,
Frauen-Konsignationstermine mit Eintragungen in ›Frauen-Stutbücher‹!
Mir bangte vor einer Zukunft, in der solche Pläne realisiert werden
könnten. Ich spürte, daß die Zertrümmerung der moralischen Funda-
mente den Ausgang des Krieges mitentscheiden müßte. Contis
›Richtlinien‹ lehnte ich natürlich ab. [...]«

1979 | Zitat | aus: Walter Stoeckel, Erinnerungen eines Frauenarztes, in: Wolfgang Genschorek, Albrecht Gläser
(Hg.): Humanisten der Tat. Hervorragende Ärzte im Dienste des Menschen, mit 40 Abbildungen, Leipzig, S. 161.

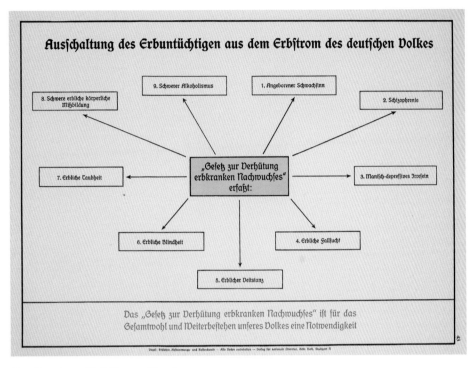

Das **»Gesetz zur Verhütung erbkranken Nachwuchses«** legte neun Diagnosen fest, die eine Sterilisation begründeten. Über den Eingriff entschieden »Erbgesundheitsgerichte«. Ärzte der Charité beteiligten sich vielfach gutachterlich oder als Beisitzer an den Verfahren und führten auch Sterilisationen durch. Zwischen 1934 und 1945 wurden reichsweit mindestens 350.000 Männer und Frauen zwangssterilisiert. Dabei kam es zu etwa 5.000 Todesfällen.

1939 | Illustration | Reproduktion | aus: Alfred Vogel, Erblehre, Abstammungs- und Rassenkunde in bildlicher Darstellung, Stuttgart, S. 43.

»Die dritte These betrifft das Verhüten in radikalster Form: das unheilbar Erkrankte aus dem Volkswachstum ausschalten. Wenn ein Mensch körperlich so zerrüttet ist oder geistig so völlig verblödet ist, daß er zu jeder sinnvollen Tätigkeit unfähig ist und infolgedessen aus der menschlichen Gesellschaft ausgeschaltet werden muß, um als Parasit seines Volkes so lange gefüttert zu werden, bis der Tod sein lebensunwertes Dasein endet, dann ist es berechtigt, solche unglückliche Geschöpfe an der Fortpflanzung zu hindern. [...]«

1937 | Zitat | aus: Vortrag vom 22.05.1937: Walter Stoeckel, Über die sozial-prophylaktische Arbeit des Frauenklinikers, in: Wiener klinische Wochenschrift 50 (1937), S. 1150.

konnten. Die Entscheidung der Frage einer Unterbrechung
einfach. Wir möchten sie doch als sehr empfehlenswert

An sich ist die Myopathie keine unmittel
drohliche Erkrankung. Die Patientin die von diesem Leid
sind sterben frühzeitig ohne dass die Todesursache mit
Leiden direkt ursächlich in Zusammenhang steht. Selten
Todesursache eine Beteiligung der Atemmuskulatur.

Die Sterilisation ist zulässig, da die
trophie zu den erblichen Krankheiten gehört. Bei unsere
tin ist allerdings keine Vererbung nachweisbar.

Bei ihr ist die Erkranlung angeblich
3. Dezenium aufgetreten ,was etwas spät ist, meistens
Erkrankung im ersten Dezenium, aber auch ein so spätes
der Erkrankung sehen wir von Zeit zu Zeit immer wieder.

3.5.35
Die Patientin wird in die Frauenklinik zur Vornehmung
ruptio und Sterilisation verlegt.

3.5.35   Klinische Demonstration Geh. Rat Bonhoeffer-

Bei der Patientin fällt ein watschelnder Gang auf. Es bestehen Paresen der Beckenmuskulatur und der Muskulatur der unteren Ex-
tremitäten. Auch die linke Armmuskulatur, besonder die des Oberarmes
ist paretisch.Die Patientin hat eine lose Schulter(man kann sie ohne Widerstand hochheben , was für eine schlechte Trapeziusleistung
spricht). Die Patientin kann sich aus dem Sitzen und Liegen sehr
schlecht aufstellen, sie kann kaum Treppensteigen.
Dieses Krankheitsbild hat sich im Laufe von 12 Jahren entwickelt.
Es handelt sich um eine progressive Myopathie, und zwar um eine
Muskeldystrophie.
Electrisch besteht für galvanischen Strom keine Entartungsreaction
die Erregbarkeit für faradischen Strom ist herabgesetzt.
Bei der Pat. besteht eine Gravidität im 4. Monat und wir sind vor
die Frage der Unterbrechung gestellt. Die Pat. hat früher 4 Schanger
schaften durchgemacht, davon war die erste eine Zangengeburt, sie
dauerte sehr lange und das Kind war tot geboren, auch das 2te
Kind war eine Totgeburt.Da die Patientin sich ein Kind wünschte, wur
d das 3. Kind durch Kaiserschnitt entbunden, da auch diesmal eine
Wehenschwäche bestand . das 4. Kind wurde auf normalem Wege geboren
die Gebrt dauerte 16 Stunden, es bestand auch damals Wehenschwäche ,
die Patientin musste viel Wehenmittel bekommen . Aus den Angaben
der Patientin ist nicht ersichtlich ob sich ihr Zustand durch die
Schwangerschaften wesentlich verschlechtert hat.
Wir sind vor die Frage gestellt ob es berechtigt sei, die Schwanger-
schaft zu unterbrechen. Die Patientin selber steht der Frage ambi-
valent gegenüber, sie ist zu allem bereit. Sie wurde vor 6 Wochen
in unserer Poliklinik untersucht, seit dieser Untersuchung besteht
sicherlich eine Verschlechterung der Schultergürtelmuskulatur li
und vielleicht auch der Rückenmuskulatur. Eine weitere Verschlech-
terungsmöglichkeit ist nicht mit Sicherheit auszuschliessen. Es ist
auch nicht auszuschliessen, dass die Patientin durch die Geburt in
einen lebensbedrohlichen Zustand kommt, da die früheren Geburten
nur mit allen in einer Klinik möglichen Massnahmen beendigt werden

Die 35-jährige Patientin **Anna K. litt an
Muskeldystrophie** und wurde deshalb
nach einer Begutachtung in der Psychiatrischen und Nervenklinik der Charité zur
Sterilisation und zum Schwangerschafts-
abbruch in die Frauenklinik überwiesen.
Auszug aus ihrer Krankenakte mit Bericht
über eine klinische Demonstration Karl
Bonhoeffers, 1935.

1935 | Psychiatrische Krankenakte | Auszug aus:
Krankenakte Anna K., 03.05.1935 | Reproduktion
HPAC | Sign. F, 511, 1935.

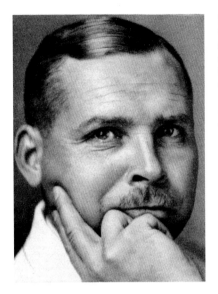

Felix von Mikulicz-Radecki (1892–1966), Gynäkologe und Oberarzt bei Walter Stoeckel, führte Zwangssterilisationen durch und publizierte dazu. 1936 veröffentlichte er (mit Karl Heinrich Bauer) das Lehrbuch »Die Praxis der Sterilisierungsoperationen«. Mikulicz-Radecki war Mitglied der NSDAP, der SA, des NS-Ärztebunds und des NS-Dozentenbunds. Nach 1945 wurde er Chefarzt am St. Franziskus-Hospital in Flensburg und Gastprofessor an der Christian-Albrechts-Universität zu Kiel. Von 1953 bis 1961 lehrte er als Professor für Gynäkologie und Geburtshilfe an der Freien Universität Berlin.

o. J. | Fotografie | Felix von Mikulicz-Radecki
Reproduktion | IGM | Sign. 20999.

»Wir waren uns damals [1947] darüber einig, daß der Mißbrauch, der in den zwölf Jahren des Dritten Reiches mit dem Gesetz zur Verhütung erbkranken Nachwuchses getrieben wurde, nicht ein Grund sein könne und dürfe, in Zukunft auf bevölkerungspolitische und eugenische Maßnahmen überhaupt zu verzichten [...]. Ich habe es seit Kriegsende immer wieder betont. Jedes Kulturvolk kann auf die Dauer heute nicht auf Eugenik verzichten, und zu den wichtigsten Maßnahmen zur Verhinderung eines Überhandnehmens der Erbkrankheiten gehört die Unfruchtbarmachung aus eugenischer Indikation.«

1961 | Zitat | aus: Hans Nachtsheim, in: Protokoll der 34. Sitzung des Ausschusses für Wiedergutmachung, 13.04.1961, S. 8f., 11
PA-DBT | Sign. 3120 Wiedergutmachung.

Hans Nachtsheim (1890–1979) um 1950. Der Erbbiologe äußerte sich 1961 als Sachverständiger des Deutschen Bundestags zur »Frage der Entschädigung für Zwangssterilisierte«.

um 1950 | Fotografie | Hans Nachtsheim
Reproduktion | AMPG | Sign. Bild-Nr. I/7.

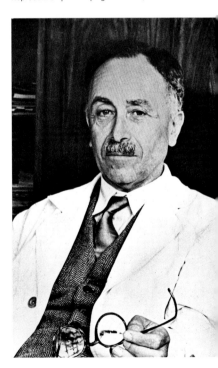

Späte Ächtung als Unrecht. Das »Gesetz zur Verhütung erbkranken Nachwuchses« wurde 1946 in der sowjetisch besetzten Zone aufgehoben, damit hatte es auch in der DDR keinen Bestand. In den westlichen Zonen und der Bundesrepublik wurde es nicht mehr angewandt. Erst 1998 erklärte hier ein Gesetz die Entscheidungen der Erbgesundheitsgerichte für nichtig. 2007 ächtete der Deutsche Bundestag die Zwangssterilisationen als nationalsozialistisches Unrecht.

Entgrenzen
Chirurgie

Die Charité diente lange Zeit der Ausbildung von Feldscheren und Militärchirurgen und verfügt über eine besondere militärmedizinische Tradition. Vielen Chirurgen galt der Krieg als ein »Lehrmeister der Medizin«, der ihnen die Möglichkeit eröffnete, ihr Wissen zu erweitern. ● Der als »Rassen«- und Vernichtungskrieg geführte Zweite Weltkrieg begünstigte eine ethische Entgrenzung ärztlichen Handelns. Auch Chirurgen beteiligten sich an Medizinverbrechen. Ihre enge Anbindung an das Militär und den NS-Herrschaftsapparat förderte die Missachtung humanitärer Prinzipien; zunehmend bestimmten auch militärtaktische und ideologische Erwägungen ihr Handeln.

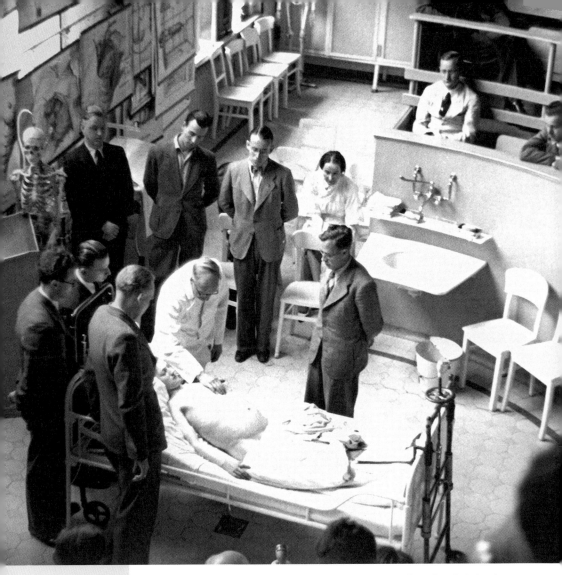

Ferdinand Sauerbruch, Leiter der
II. Chirurgischen Universitätsklinik an der
Charité, bei einer Demonstration, 1938.
Heimlich fotografiert von Erwin Perleck
(1915–2011), damals Student an der
Militärärztlichen Akademie.

1938 | Fotografie | Ferdinand Sauerbruch bei
einer Demonstration | Reproduktion | IGM
Foto: Erwin Perleck.

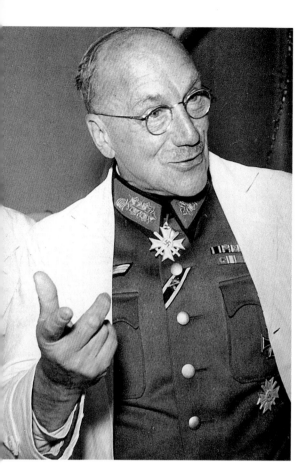

1943 | Fotografie | Ferdinand Sauerbruch als Generalarzt in Brüssel | Reproduktion | wikimedia commons.

Empfänger des **Deutschen National-preises für Kunst und Wissenschaft 1937**. V. l. n. r.: Ferdinand Sauerbruch, Gerdy Troost (für ihren Ehemann Paul L. Troost), Adolf Hitler, Alfred Rosenberg, August Bier, Wilhelm Filchner.

1937/38 | Fotografie | Empfänger des Deutschen Nationalpreises für Kunst und Wissenschaft Reproduktion | Ullstein-Bild | Sign. 7368.

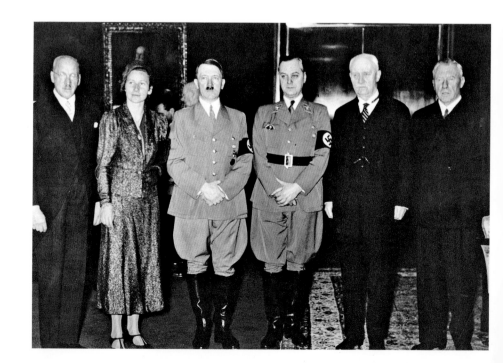

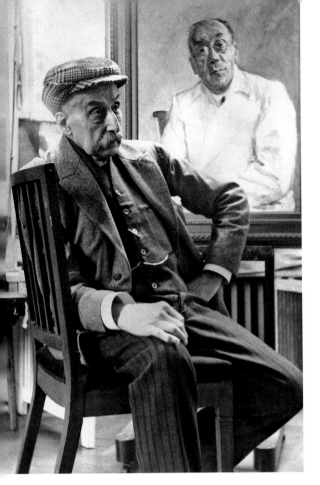

Max Liebermann (1847–1935) vor seinem 1932 angefertigten Sauerbruch-Porträt »Der Chirurg«. Als Liebermann starb, nahm Sauerbruch als einer von wenigen am Begräbnis des jüdischen Künstlers teil.

1932 | Fotografie | Der Maler Max Liebermann vor Sauerbruch-Porträt | Reproduktion | Ullstein-Bild Sign. 183829.

Ferdinand Sauerbruch (1875–1951) gehörte zu den bekanntesten Chirurgen seiner Zeit. Seinen Ruhm begründeten die Erfindungen des »Druck-differenzverfahrens« und des »Sauerbruch-Arms«. Die fachlichen Erfolge verhalfen ihm zu einem Ruf nach Berlin, an die damals wichtigste und größte medizinische Fakultät des Reichs. Als Leiter der II. Chirurgischen Universitätsklinik an der Charité erreichte er 1927 den Zenit seiner Karriere. ● Durch öffentliche Verlautbarungen und Auftritte unterstützte Sauerbruch seit 1933 das NS-Regime. Adolf Hitler kannte er noch aus seiner Münchener Zeit persönlich. Er engagierte sich wissenschafts-politisch und fungierte im Zweiten Weltkrieg als ranghoher militärärztlicher Berater. Als leitender Forschungsgutachter war er auch für die Bewilli-gung medizinischer Experimente in Konzentrati-onslagern verantwortlich und wurde über deren Fortgang informiert. ● Zugleich pflegte Sauerbruch noch in der NS-Zeit Kontakte zu jüdischen Kollegen und Freunden. 1940 unterstützte er Proteste gegen die »Euthanasie«-Morde. Weil er Kontakt zu Wider-ständlern des 20. Juli 1944 hatte, verhörte ihn die

SS nach dem misslungenen Hitler-Attentat zwei Mal. ● Nach dem Nürnberger Ärzteprozess 1946/47 und in einem Entnazifizierungsverfahren 1949 widersprach Sauerbruch Vorwürfen, das NS-Regime unterstützt und von Medizinverbre-chen gewusst zu haben: Zwar habe er Kenntnis von kriegschirurgischen Experimenten im KZ Ravensbrück gehabt. Daran Kritik zu üben, sei jedoch, wie sein Rechtsanwalt ausführte, für »Herrn Geheimrat Sauerbruch aus Gründen des Taktes und seiner militärischen Dienststellung unmöglich gewesen.« ● Sauerbruchs Memoiren »Das war mein Leben« erschienen posthum 1951 und wurden 1954 verfilmt. Buch und Film festigten das Bild des genialen Chirurgen von großer Huma-nität, der ohne Ansehen der Person Menschen-leben rettete. Seine Vita fügte sich in populäre Vorstellungen vom Arzt als autoritärem Helden selbstloser Menschlichkeit und fand sowohl in der DDR als auch in der Bundesrepublik Zuspruch. Andere Aspekte seiner Biografie verschwanden hinter der verehrenden Überhöhung seiner Person.

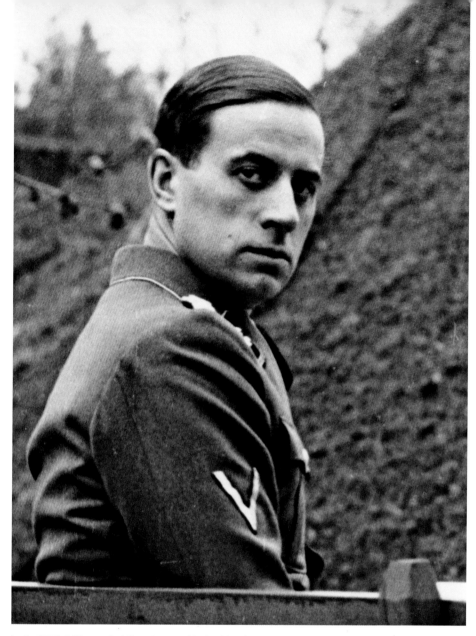

In der NS-Zeit führten die Missachtung ethischer Regeln und die Akzeptanz der Rassenpolitik zu einer **menschenverachtenden Forschungspraxis.** Schmerzen, Folgeschäden oder der Tod von Versuchspersonen waren für Wissenschaftler*innen keine Schranken, die sie bei ihren Versuchen mit »minderwertigen« Häftlingen zu berücksichtigen hatten. Die Chirurgen Karl Brandt und Karl Gebhardt besetzten Spitzenpositionen im Sanitäts- und Gesundheitswesen des NS-Staats und standen im Nürnberger Ärzteprozess 1946/47 wegen Verschwörung, Kriegsverbrechen, Verbrechen gegen die Menschlichkeit und der Mitgliedschaft in einer verbrecherischen Organisation (der SS) vor Gericht.

Karl Brandt (1904–1948) gehörte ab 1934 als Begleitarzt zum Umfeld Hitlers. Seine ärztliche Tätigkeit an der I. Berliner Chirurgischen Universitätsklinik seit 1933 trat gegenüber seinem politischen Wirken zurück. 1940 verlieh ihm die Berliner Universität eine Honorarprofessur für Chirurgie.

1942 | Fotografie | Karl Brandt | Reproduktion Bayerische Staatsbibliothek | Archiv Heinrich Hoffmann | bpk | Inv.-Nr. 50067239.

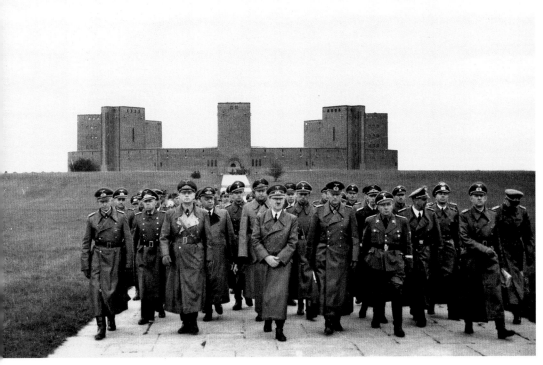

Besuch am »Reichsehrenmal Tannenberg«, 1941. Karl
Brandt in 2. Reihe zwischen Adolf Hitler und dem Ober-
kommandierenden der Wehrmacht, Wilhelm Keitel. Als
Generalkommissar für das gesamte Gesundheits- und
Sanitätswesen stieg Brandt im Zweiten Weltkrieg zum
mächtigsten Mediziner des Nationalsozialismus auf. Er
koordinierte die militärische und zivile Krankenversorgung
und war in KZ-Menschenversuche involviert.

1941 | Fotografie | Besuch Hitlers am Tannenbergdenkmal, 10.09.1941
Reproduktion | Bayerische Staatsbibliothek | Archiv Heinrich Hoffmann
| bpk | Inv.-Nr. 50074378.

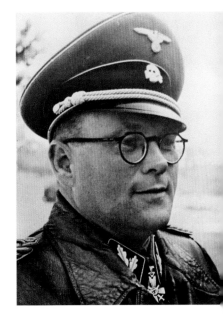

Karl Gebhardt (1897 – 1948) in SS-Uniform
mit Ritterkreuz 1944. Der Sportmediziner
mit Professur an der Berliner Universität,
Begleitarzt Heinrich Himmlers und
»Oberster Kliniker« der SS leitete von
1933 bis 1945 das Sanatorium Hohenlychen für Sport- und Arbeitsschäden
nördlich von Berlin.

1944 | Fotografie | Karl Gebhardt | Foto: Kurt Alber
Reproduktion | BArch | Sign. Bild 183-S73523.

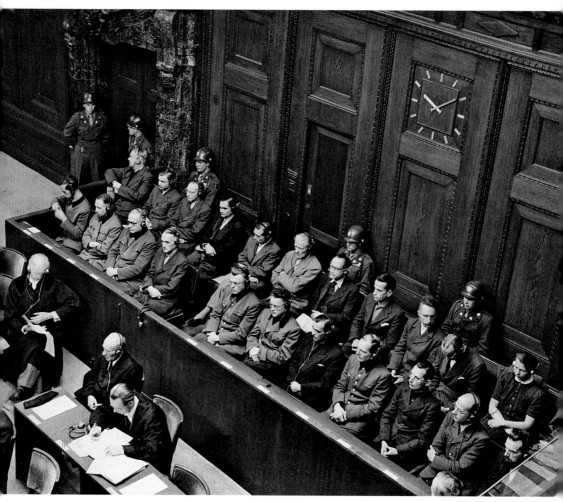

Angeklagte im »Nürnberger Ärzteprozess« 1946/47: »Vereinigte
Staaten von Amerika gegen Karl Brandt und Genossen«. Gegen-
stand waren KZ-Menschenversuche und »Euthanasie«-Morde.
Sieben der 23 Angeklagten gehörten der Berliner Medizinischen
Fakultät an: 1. Reihe, 1. v. l.: Karl Brandt (Tod durch den Strang);
3. v. l.: Paul Rostock (Freispruch); 6. v. l.: Karl Gebhardt (Tod durch
den Strang); 7. v. l.: Kurt Blome (Freispruch); 8. v. l.: Joachim
Mrugowsky (Tod durch den Strang); 2. Reihe, 1. v. l.: Gerhard Rose
(Lebenslänglich); 2. v. l.: Siegfried Ruff (Freispruch).

1946 | Fotografie | Anklagebank im Nürnberger Ärzteprozess
Foto: Hedwig Wachenheimer Epstein | Reproduktion | USHMM | Sign. 07354.

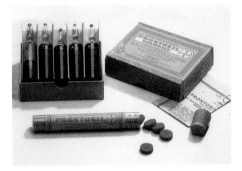

Das erste bakteriostatisch (das Wachstum von Bakterien hemmend) wirkende **Sulfonamid-Präparat Prontosil**, entwickelt 1935.

nach 1935 | Fotografie | Das Sulfonamid-Medikament Prontosil
Reproduktion | IGM | Sign. 019851.

1941 diskutierten Militärmediziner den **Einsatz von Sulfonamiden bei »Gasbrand«-Infektionen**, die während des Ostfeldzugs zu vielen Toten führten. An 74 Frauen aus dem KZ Ravensbrück erprobte Karl Gebhardt 1942 die Wirksamkeit des Wirkstoffs. Mindestens elf der Häftlinge starben infolge der Experimente oder wurden erschossen. Die Überlebenden trugen lebenslange schwere körperliche und seelische Schäden davon.

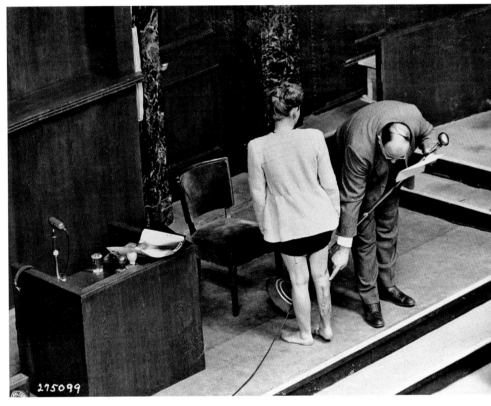

Als **Reaktion auf die Medizinverbrechen**, die im Nürnberger Ärzteprozess 1946/47 verhandelt wurden, formulierte der Amerikanische Militärgerichtshof Kriterien für die Zulässigkeit medizinischer Experimente am Menschen. Der so entstandene »Nürnberger Kodex« stellt eine bis heute wirkende ethische Richtlinie für Medizinversuche dar. Als Voraussetzung für jede Forschung am Menschen schreibt er die informierte, freiwillige und persönliche Einwilligung (»Informed Consent«) vor. Der »Nürnberger Kodex« wurde Grundlage für das »Genfer Gelöbnis« 1948 und die »Deklaration von Helsinki« 1964.

Jadwiga Dzido (1918–1985), Versuchsopfer Gebhardts, am 20. Dezember 1946 als Zeugin vor dem Nürnberger Tribunal. Leo Alexander (im Bild neben ihr) erläuterte als medizinischer Sachverständiger der Anklage die schweren Schädigungen an ihrem Bein.

1946 | Fotografie | Jadwiga Dzido als Zeugin im Nürnberger Ärzteprozess | Reproduktion USHMM | Sign. 79809.

Heilen und Vernichten
Psychiatrie

Da das Verhalten der Patient*innen häufig von der kulturell und sozial gesetzten Norm abweicht, wurden psychiatrische und neurologische Erkrankungen lange Zeit mit »erblicher Kriminalität« und »moralischem Schwachsinn« in Verbindung gebracht. Vor dem Hintergrund rassenhygienischer Ideen rückten die Erkrankungen in einen bevölkerungspolitischen Kontext. Die vermeintliche Verschlechterung der Gesundheit des »Volkskörpers« rechtfertigte seitdem massive Eingriffe bei Einzelnen, die als »erbkrank« und »minderwertig« galten. ● In der NS-Zeit legitimierten diese Vorstellungen Zwangssterilisation und Krankenmord. Ärzt*innen waren wesentlich an der Umsetzung beteiligt. Psychiater*innen der Charité erstellten Gutachten zu »erbkranken« Patient*innen, die zu Zwangssterilisationen führten. Die Psychiatrische und Nervenklinik der Charité war indirekt an den NS-Krankenmorden beteiligt. »Unheilbar« psychisch Kranke und »bildungsunfähige« Kinder wurden in Tötungsanstalten verlegt.

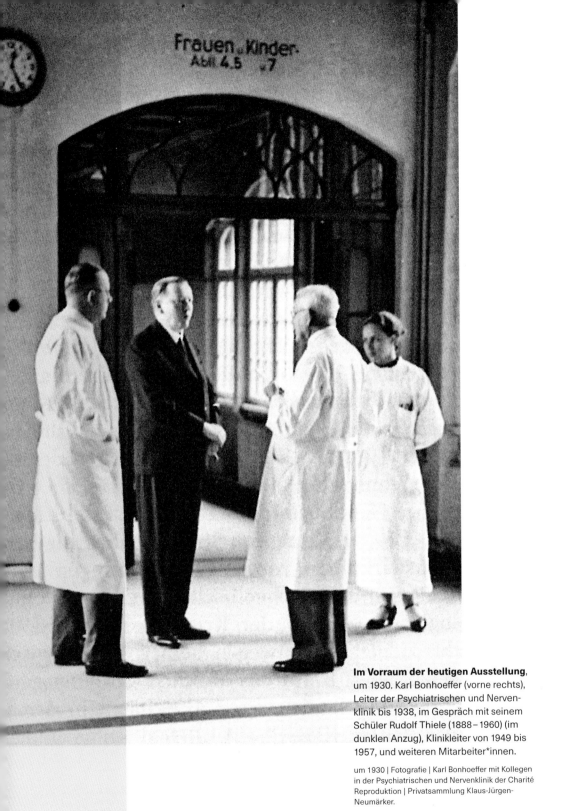

Im Vorraum der heutigen Ausstellung,
um 1930. Karl Bonhoeffer (vorne rechts),
Leiter der Psychiatrischen und Nervenklinik bis 1938, im Gespräch mit seinem
Schüler Rudolf Thiele (1888–1960) (im
dunklen Anzug), Klinikleiter von 1949 bis
1957, und weiteren Mitarbeiter*innen.

um 1930 | Fotografie | Karl Bonhoeffer mit Kollegen
in der Psychiatrischen und Nervenklinik der Charité
Reproduktion | Privatsammlung Klaus-Jürgen-
Neumärker.

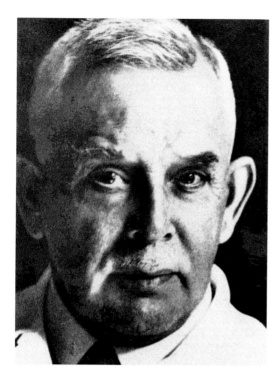

Die psychiatrischen Aufgaben,
bei der Ausführung des Gesetzes zur
Verhütung erbkranken Nachwuchses
mit einem Anhang

Die Technik der Unfruchtbarmachung

Klinische Vorträge im erbbiologischen Kurs
Berlin · März 1934

Herausgegeben in Gemeinschaft mit

| K. Albrecht Berlin | J. Hallervorden Landsberg/Warthe | K. Pohlisch Berlin |
| H. Schulte Berlin | H. Seelert Berlin-Buch | R. Thiele Berlin-Wittenau | G. A. Wagner Berlin |

von

K. Bonhoeffer

Berlin 1934 · Verlag von S. Karger · Karlsr.39

Inhaltsverzeichnis.

Angeborener Schwachsinn . . . .
Von Rudolf Thiele-Berlin
Die speziellen Ergebnisse der Erblichkeits-
forschung beim Schwachsinn . . . . .
Von Julius Hallervorden-Landsberg a. W.
Schizophrenie . . . .
Von Hans Seelert-Berlin
Das manisch-depressive Irresein . . . . .
Von Karl Bonhoeffer-Berlin
Erbliche Fallsucht . . . .
Von Heinrich Schulte-Berlin
Die heredogenerativen Nervenkrankheiten . .
Von Karl Albrecht-Berlin
Alkoholismus . . . .
Von Karl Pohlisch-Berlin

Anhang
Die Technik der Unfruchtbarmachung . . .
Von G. A. Wagner-Berlin

Karl Bonhoeffer (1868–1948), von 1912 bis 1938 Direktor der Psychiatrischen und Nervenklinik der Charité, war kein Anhänger der Nationalsozialisten und pflegte Kontakte zum Widerstand. Krankenmorde lehnte er klar ab. Die eugenische Sterilisation – auch unter Zwang – hielt er hingegen, wie die meisten Psychiater*innen seiner Zeit, für vertretbar.

o. J. | Fotografie | Karl Bonhoeffer | Reproduktion | IGM | Sign. 011357.

Erbbiologische Lehrgänge, 1934. Als Sachverständiger und Gutachter gehörte Karl Bonhoeffer dem Berliner Erbgesundheitsobergericht an, das nach dem »Gesetz zur Verhütung erbkranken Nachwuchses« von 1933 Urteile zur Zwangssterilisation »Erbkranker« fällte. Die Indikationen für eine Unfruchtbarmachung basierten überwiegend auf psychiatrischen und neurologischen Diagnosen. Bonhoeffer veranstaltete 1934 an seiner Klinik Fortbildungsveranstaltungen zur Anwendung des Sterilisationsgesetzes.

1934 | Buch | Titel und Inhaltsverzeichnis aus: Karl Bonhoeffer, Die psychiatrischen Aufgaben bei der Ausführung des Gesetzes zur Verhütung erbkranken Nachwuchses. Klinische Vorträge im Erbbiologischen Kurs, Berlin | Reproduktion | IGM | Sign. 53 Gen. 1934.

Die Familie Bonhoeffer, 1926. V. l. n. r., vorne: Karl Bonhoeffers Mutter Julie, Karl Bonhoeffer, Ehefrau Paula mit Enkel, Ursula und Rüdiger Schleicher. Hinten: Christel und Hans von Dohnanyi, Sabine und Gerd Leibholz, Karl-Friedrich, Susanne, Klaus, Dietrich Bonhoeffer. Nach dem Attentat auf Adolf Hitler vom 20. Juli 1944 wurden zwei Söhne Bonhoeffers und zwei Schwiegersöhne hingerichtet. Weitere Angehörige wurden verfolgt.

1926 | Fotografie | Gruppenbild Familie Bonhoeffer Reproduktion | Privatsammlung Klaus-Jürgen Neumärker.

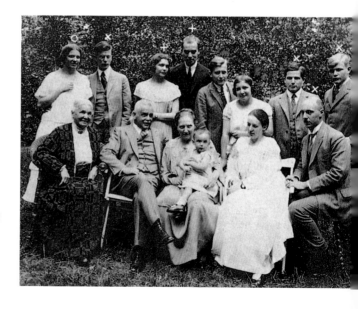

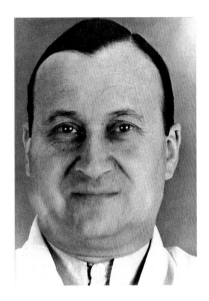

Maximinian (Max) de Crinis (1889–1945) war ein überzeugter Nationalsozialist, der als »graue Eminenz« an der Umsetzung der NS-Erbgesundheitspolitik und an den Krankenmorden im Zweiten Weltkrieg mitwirkte. Von 1938 bis 1945 leitete er die Psychiatrische und Nervenklinik der Charité. Wie Karl Bonhoeffer gehörte er als Gutachter dem Berliner Erbgesundheitsobergericht an. Als Referent im Wissenschaftsministerium nahm er ab 1940 Einfluss auf die Besetzung medizinischer Lehrstühle im Deutschen Reich.

o. J. | Fotografie | Maximinian de Crinis | Reproduktion IGM | Sign. 002134.

Protokollauszug mit Beitrag de Crinis' zu einem »Euthanasie«-Gesetz, 1940. De Crinis setzte sich für eine gesetzliche Regelung der Praxis der Krankenmorde ein. Über seine Nebentätigkeit im Wissenschaftsministerium sorgte er für die Bewilligung von Fördergeldern für »Euthanasie«-Begleitforschung. Ein »Euthanasie«-Gesetz wurde nie verabschiedet.

1940 | Protokoll | Auszug aus: Protokoll zum Diskussionsstand für ein »Euthanasie«-Gesetz, Oktober 1940 | aus: Karl-Heinz Roth (Hg.), Erfassung zur Vernichtung. Von der Sozialhygiene zum »Gesetz über Sterbehilfe«, Berlin 1984, S. 145 | Reproduktion BArch | Heidelberger Dokumente | Sign. NAW, T-1021, Roll 11, Bl. 3/126664.

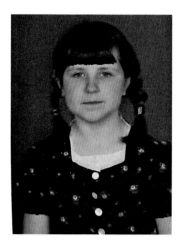

Kollegiale Kontakte. Zwischen der Charité-Nervenklinik und Tötungsstätten der »Euthanasie« gab es über gewachsene Strukturen wechselseitige Kontakte. Anhand der Krankenakte der Jugendlichen Ingeborg lassen sich personelle Verbindungen aufzeigen.

Ingeborg (1926–1940) erlitt bei einem Unfall einen Schädelbruch, der bleibende kognitive Einschränkungen und Verhaltensänderungen nach sich zog. Nach Krampfanfällen ließen die Eltern sie an der Charité neurologisch und psychiatrisch untersuchen. Dem Rat der Ärzte folgend, brachten sie ihre Tochter zur weiteren Behandlung in die Landesanstalt Potsdam. Als diese 1938 schloss, wurde Ingeborg in die neu eröffnete Anstalt Brandenburg-Görden verlegt.

1936 | Fotografie | Die neunjährige Ingeborg
Reproduktion | HPAC | Sign. F, 995, 1936.

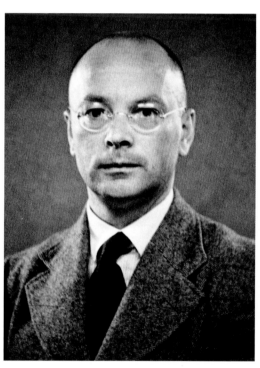

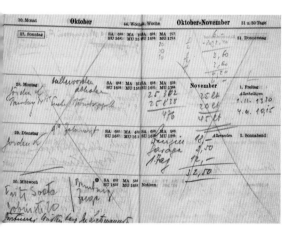

Eintrag im Taschenkalender Irmfried Eberls, dem Ärztlichen Leiter der Tötungsanstalten Brandenburg und Bernburg, vom 28.10.1940: »Hallervorden abholen, Görden K[inder].«

1940 | Taschenkalender | Auszug aus: Irmfried Eberls Taschenkalender
Reproduktion | HHStAW | Sign. Abt. 631 a, Nr. 1611.

Der Spezialist für Kinder- und Jugendpsychiatrie **Hans Heinze** (1895–1983) leitete bis 1938 die Landesanstalt Potsdam, danach Brandenburg-Görden. Seit 1935 lehrte er an der Berliner Universität. Eng in die Vorbereitung der »Euthanasie« eingebunden, richtete Heinze 1939 in Görden die erste »Kinderfachabteilung« des Reichs ein. Hier wurden Kinder ermordet und die Gehirne zur Untersuchung entnommen.

o. J. | Fotografie | Hans Heinze | Reproduktion | IGM.

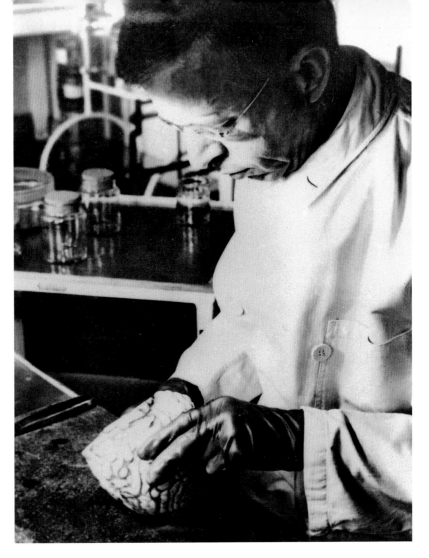

»Insgesamt habe ich 697 Gehirne erhalten einschl. derer, die ich einmal in Brandenburg selbst herausgenommen habe.«

1944 | Zitat | aus: Schreiben Julius Hallervordens vom 09.03.1944
ITS Digital Archive Bad Arolsen | Sign. 4.2/82228688.

Julius Hallervorden (1882–1965), Prosektor in Görden und Leiter der histopathologischen Abteilung des Kaiser-Wilhelm-Instituts für Hirnforschung in Berlin-Buch, arbeitete eng mit Hans Heinze zusammen. Wissenschaftlich befasste er sich mit der Differenzierung angeborener und erworbener »Schwachsinnszustände«. Ingeborg war für ihn ein »interessanter Fall«.

o. J. | Fotografie | Der Hirnforscher Julius Hallervorden | Reproduktion | AMPG | Sign. Bild-Nr. 2.

In einer sorgfältig geplanten **Sonderaktion der** **»Kindereuthanasie«** wurde Ingeborg als eines von über 50 Kindern am 28. Oktober 1940 in Brandenburg/Havel vergast. Die Gehirne der Kinder wurden dem Hirnforschungsinstitut Hallervordens zur Verfügung gestellt. Als Referent im Wissenschaftsministerium setzte sich Max de Crinis persönlich dafür ein, dass Julius Hallervorden für diese Forschungen Fördermittel der Deutschen Forschungsgemeinschaft erhielt.

»Ich war Fürsorgerin in der Nervenklinik. Das erste, was ich machen musste, fand ich schrecklich. Es war ein Transport von zwei schizophrenen Mädchen nach Meseritz. Die waren sehr nett und sehr jung, ungefähr 18 oder 19 Jahre alt, und ich konnte mich gut mit ihnen unterhalten. Ich lieferte beide in Meseritz ab und fuhr dann wieder zurück. Ich hatte keine Ahnung, dass sie verlegt wurden, um getötet zu werden. Das war gleich nach 14 Tagen, dann musste ich so etwas nie wieder tun. Sie wollten sehen, ob ich den Transport irgendwie bewältigen kann. Das war so üblich, auch in den anderen Abteilungen. [...] Aus dem Gespräch entnahm ich, dass de Crinis zur Leitung von T4 gehörte.«

2005 | Zitat | aus: Interview Lilo Hehner, in: Isabel Atzl u. a. (Hg.), Zeitzeugen Charité. Arbeitswelten der Psychiatrischen und Nervenklinik 1940–1999, Münster, S. 24, 26.

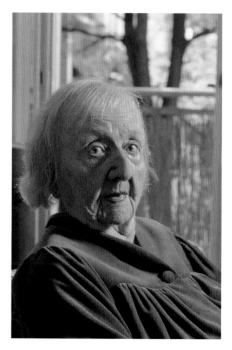

Lilo Hehner (1904–2006), 1940 bis 1949 Fürsorgerin in der Psychiatrischen und Nervenklinik, berichtete in einem Interview 2004 ausführlich über die NS-Zeit.

2004 | Fotografie | Lilo Hehner | Reproduktion BMM | Foto: Thomas Bruns.

Am 72. Jahrestag der Befreiung des deutschen Konzentrations- und Vernichtungslagers Auschwitz 2017 stand die **Gedenkstunde des Deutschen Bundestags** im Zeichen der »Euthanasie«-Opfer. Sebastian Urbanski, Schauspieler des Berliner Theater-Ensembles »RambaZamba«, verlas den Brief Ernst Putzkis, der 1945 Opfer der NS-Krankenmorde wurde.

2017 | Fotografie | Sebastian Urbanski als Redner im Deutschen Bundestag | Reproduktion Deutscher Bundestag | Foto: Achim Melde.

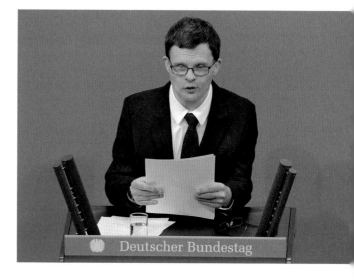

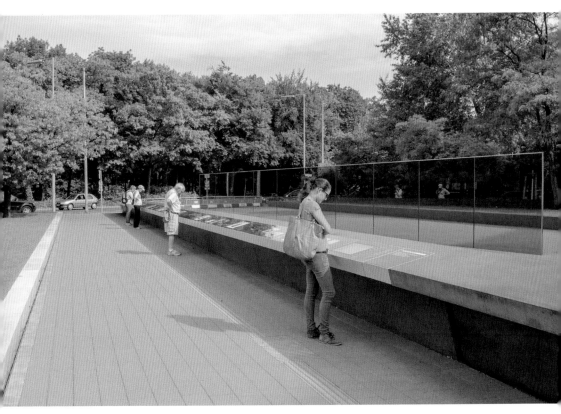

Der 2014 eröffnete **Gedenk- und Informationsort »T4«** in der Berliner Tiergartenstraße 4. Der Nürnberger Ärzteprozess von 1946/47 brachte die »Euthanasie«-Krankenmorde zur Anklage. Das eugenische Denken, das den Verbrechen zugrunde lag, blieb jedoch als international anerkanntes wissenschaftliches Paradigma in den Köpfen vieler Mediziner*innen bestehen. Durch Betroffenen-initiativen und medizinhistorische Forschungen erlangten die NS-Krankenmorde erst seit den 1980er Jahren größere öffentliche Aufmerksamkeit. Heute erfahren die Opfer besonders in Gedenk-stätten an den ehemaligen Tötungsorten und in Berlin am Gedenk- und Informationsort »T4« eine öffentliche Würdigung.

2015 | Fotografie | Gedenk- und Informationsort »T4« in Berlin
Reproduktion | IGM | Foto: Wolfgang Chodan.

Ausliefern und Verraten
Kinderheilkunde

Kinder bilden eine sehr verletzbare Patient*innengruppe und sollten deshalb besonderen Schutz genießen. In der NS-Zeit erhielt »erbgesunder« Nachwuchs mittels »vorbeugender Gesundheitsführung« die bestmögliche Förderung. Demgegenüber wurden als »erbkrank« oder »bildungsunfähig« kategorisierte Kinder selektiert, zu Experimenten herangezogen und im Rahmen der »Kindereuthanasie« ermordet. Selbst die Leichname der Kinder wurden zu Forschungszwecken ausgebeutet. Auch Ärzt*innen der Kinderklinik der Charité waren beteiligt.

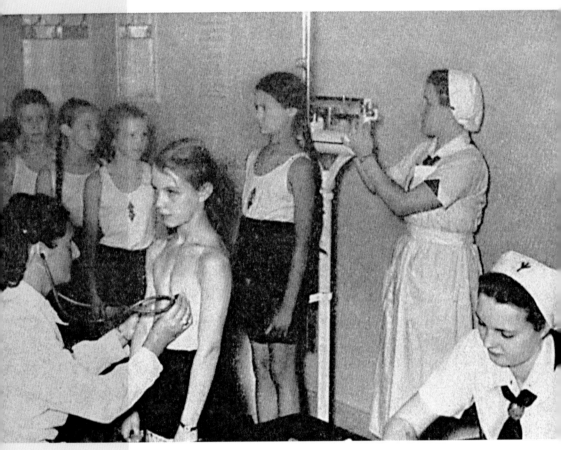

Reihenuntersuchung von BDM-
Mädchen durch eine »Jungärztin«, 1942.

1942 | Fotografie | aus: Hans Reiter (Hg.),
Deutsches Gold. Gesundes Leben – Frohes
Schaffen, München, S. 242 | Reproduktion | IGM
Sign. 53 NS Med. 1942 2.

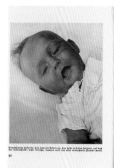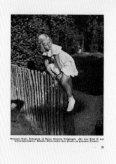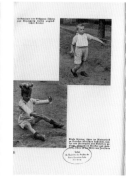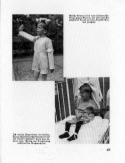

Rassenhygienische Propaganda, 1935. Kinderärzt*-
innen kam die nationalsozialistische Erb- und Rassenpolitik auch deshalb entgegen, weil sie der Kinderheilkunde zu einer politisch wichtigen Aufgabe und
dem Fach zu größerer Bedeutung verhalf.

1935 | Bildband | Auszüge: kommentierte Abbildungen »erbkranker«
und »erbgesunder« Kinder | aus: Fritz Heinsius, Georg Ebert, Sonne
und Schatten im Erbe des Volkes. Angewandte Erb- und Rassen-
pflege im Dritten Reich. Eine Bildfolge, Berlin, S. 49, 50
Reproduktion | IGM | Sign. 53 NS Med. 1935 2.

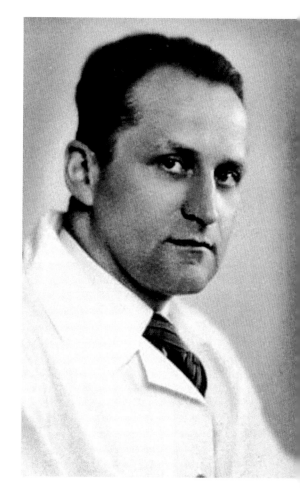

Werner Catel (1894–1981), Leiter der Universitätskin-
derklinik Leipzig, entschied als einer von drei Gutachtern über Leben und Tod von Kindern. Bis 1933 hatte er
als Oberarzt bei Georg Bessau in Berlin gearbeitet.

o. J. | Fotografie | Werner Catel | Reproduktion | IGM | Sign. 006812.

Bei der »**Kindereuthanasie**« wirkten Psychiater*innen,
Hebammen und Kinderärzt*innen mit den Behörden
Hand in Hand. Ab 1939 waren Kinder mit Behinderungen bei den Gesundheitsämtern anzuzeigen. Melde-
bögen wurden an einen »Reichsausschuss zur wissenschaftlichen Erfassung erb- und anlagebedingter
schwerer Leiden« gesandt und von »Gutachtern« wie
Catel ausgewertet. Daraufhin erfolgte die Einweisung
in eine »Kinderfachabteilung«, wo die Kinder durch
Nahrungsentzug und Medikamentengaben getötet
wurden.

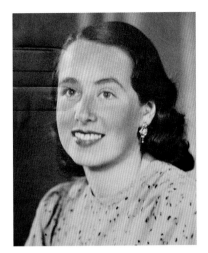

Marianne Salzmann (*1912),
Assistentin Bessaus, 1940er Jahre.

um 1940 | Fotografie | Marianne Salzmann
Reproduktion | IGM | Sign. 006811.

Impfstoffforschung an Kindern. Unterstützt durch seine Assistentin Marianne
Salzmann arbeitete Georg Bessau an
einer Schutzimpfung gegen Tuberkulose.
Ab 1942 testeten sie Impfstoffe an 32 Kindern mit Behinderungen, die für die
»Kindereuthanasie« vorgesehen waren.
Viele waren unehelich geboren und ohne
familiäre Bindung in Heimen aufgewach-
sen. Mindestens zehn Kinder starben in
direkter Folge der Experimente.

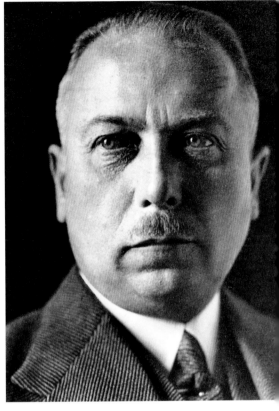

Georg Bessau (1884–1944), Leiter der Kinderklinik
der Charité seit 1932.

um 1940 | Fotografie | Georg Bessau | Reproduktion
IGM | Sign. 002783.

»Danach ist in der Systemzeit viel für das Kind getan [worden],
aber am Wesentlichen des Problems ging man vorbei, da man
aus humanen Gesichtspunkten für die Schwächeren sorgte.
Erst der neue Staat hat uns die wesentlichen Richtlinien gegeben,
indem die Hauptsorge sich dem gesunden Nachwuchs zuwandte.
Für den Staat kommt es [...] nicht nur auf das gesunde, sondern
überhaupt auf das wertvolle Kind an.«

Redebeitrag Georg Bessaus anlässlich der Gründung der Berliner Gesellschaft
für Kinderheilkunde, 1935. Im selben Jahr richtete er eine »Hitlerjugendsprechstunde«
in der Charité ein.

1935 | Zitat | aus: Rede Georg Bessaus, in: Claudia Keppel, Berliner Gesellschaft für Kinderheilkunde
(Gründungs-)Sitzung vom 08.11.1935, in: Kinderärztliche Praxis 7 (1936), S. 44f.

Dieter Z.   3 Jahre

6.9.1940
16.8.43   Dr. Klein

Kind in Bessaubehandlung

1. Impfung: ?

A. Klinische Zusammenfassung.

Entwicklungsmäßig nicht über den Säuglingszustand hinausgekommen, ohne statische Funktionen; zur Beurteilung des Liquorbefundes ist der Zeitpunkt der Bessauimpfung zu berück= sichtigen.

B. Körpergröße, Entwicklungszustand.

Krankengeschichte.

C. Körpersektion.

0,78 m lang und 7,8 kg schwer; elender Allgemeinzustand Lanugobehaarung am Oberarm un Unterschenkel durch kräftige dichte Behaarung ersetzt. Leistenhoden beiderseits. Röhrenförmiger Absce des linken Oberschenkels, vom Kniegelenk bis in die Leistenbeuge reichend, mit stärkeren Granulationen des im Abszeß freiliegenden Periostes; stärkste Auftreibung des 2500 ccm Eiter fassenden Absz bakteriologisch-mikroskopischer Nachweis Tb-Bakterien positiv, kulturell steril. Zustand starker trüber Schwellung der Leber, d Herzmuskels und der Nieren; Pulpaschwellung der Milz und stärkere Follikelschwellung bei allgemeiner feuchter Schwellung des lymph tischen Gewebes, besonders der induinalen Lymphknoten und der retroperitonealen.

Keine Fehlbildungen.

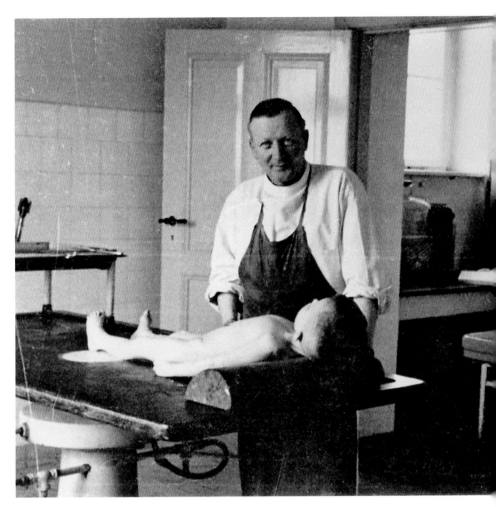

← **Sektionsbericht über den dreijährigen Dieter Z.** Als Folge der Impfungen in Oberschenkel oder Unterbauch traten große schmerzhafte Abszesse auf. Der Junge starb an den Folgen des Menschenversuchs.

1943 | Krankenakte | Sektionsbericht Dieter Z.
Reproduktion | LAB | Sign. B. Rep. 413 Städtische
Nervenklinik für Kinder, Krankenakte Dieter Z., K 220.

Berthold Ostertag (1895–1975). Der Pathologe des Städtischen Rudolf-Virchow-Krankenhauses obduzierte die Versuchsopfer.

um 1942 | Fotografie | Der Neuropathologe Berthold Ostertag im Sektionsraum der Nervenklinik für Kinder »Wiesengrund« in Berlin-Reinickendorf Reproduktion | IGM | Sign. 022023.

»Die Sorgeberechtigten sind oft nicht gern bereit, das Kind in eine Anstalt zu geben.«

1941 | Zitat | aus: Runderlass Reichsministerium des Innern vom 20.09.1941, betr.
»Behandlung mißgestalteter usw. Neugeborener«, unterzeichnet von Leonardo Conti
zitiert nach: Ernst Klee, »Euthanasie« im NS-Staat, Frankfurt/Main 1983, S. 304.

Runderlass des Reichsgesundheitsführers Leonardo Conti, 1941.
Dem Druck, der auf den Sorgeberechtigten lastete, konnten sich am
ehesten gebildete und wohlsituierte Eltern entziehen. Die Mehrzahl
der ermordeten Kinder kam aus der Mittel- und Unterschicht.

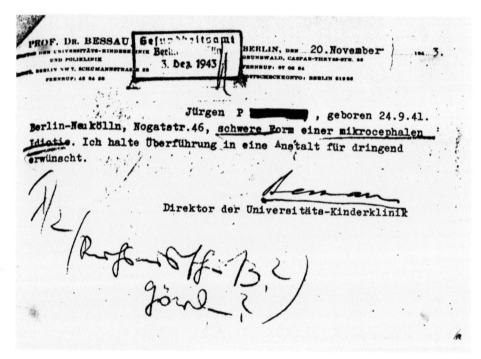

**»Ich halte Überführung in eine Anstalt
für dringend erwünscht«.** In seinem
Schreiben an das Gesundheitsamt Berlin-
Neukölln diagnostizierte Georg Bessau bei
dem zweijährigen Jürgen eine »mikroce-
phale Idiotie« und empfahl Anstaltsein-
weisung. Die Folge wäre die Ermordung im
Rahmen der »Kindereuthanasie« gewesen.
Während die zuständige Fürsorgerin die
Eltern drängte, ihr Kind in der Anstalt Gör-
den unterzubringen, riet die behandelnde
Ärztin in Berlin-Neukölln vehement ab. Der
Vater widersprach der Einweisung. Jürgen
starb 1952 eines natürlichen Todes.

1943 | Brief | Schreiben Georg Bessaus an das
Gesundheitsamt Berlin-Neukölln | LAB | Sign. A
Rep. 044-08 Bezirksamt Neukölln, Nr. 66 | Repro-
duktion | aus: Götz Aly (Hg.), Aktion T4 1939–1945,
Berlin 1987, S. 128.

»Ich bestimme, dass Jürgen vorläufig noch
im elterlichen Haus bleibt, da das Kind
weder für die Familie noch für den Staat
augenblicklich eine Belastung ist.«

1943 | Zitat | aus: Götz Aly, Die Belasteten. »Euthanasie« 1939–1945.
Eine Gesellschaftsgeschichte, Frankfurt/Main 2013, S. 150.

Widerspruch des Vaters gegen die Einweisung seines
Sohnes in eine Anstalt. Schreiben des Studienrats Kurt P.
an den zuständigen Amtsarzt, 1943.

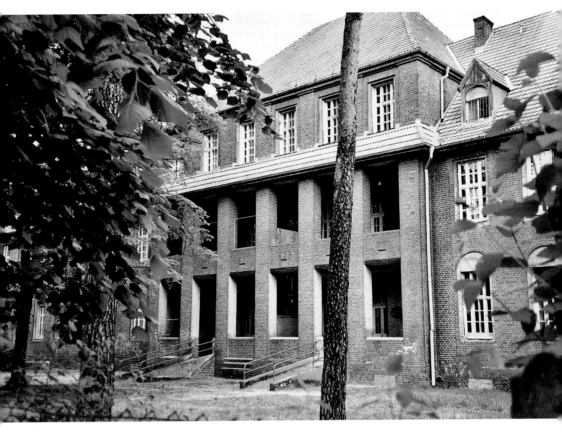

Gebäude der ehemaligen **Kinderfach-abteilung der Landesanstalt Görden** in Brandenburg, 2010. Im März 1944 starb der vierjährige Dieter aus Berlin in der Anstalt Görden. Ein Jahr zuvor war den Eltern in der Charité nahegelegt worden, ihr »erheblich schwachsinniges« Kind in eine Anstalt zu bringen. Der Ende 1943 aufgenommene Junge war drei Monate später tot. In der Krankenakte wird als Todesursache beschönigend »Lungen-entzündung« angegeben.

2010 | Fotografie | Ehemalige Kinderfachabteilung in der Landesanstalt Görden | Reproduktion | IGM Foto: Thomas Beddies.

Klinische Studien an Kindern sind bis heute eine besondere Herausforderung. Sie galten lange Zeit als »unethisch« und blieben gesetzlich eingeschränkt oder untersagt, sofern sie keinem therapeutischen Zweck dienten. Diese Beschränkungen sind auch den Geschehnissen der NS-Zeit geschuldet. Damit verbindet sich ein Dilemma, auf das Pädiater*innen verstärkt aufmerksam machen: Die meisten Medikamente für Kinder können lediglich »off-label« verordnet werden, da sie nicht oder nicht hinreichend an Kindern erprobt worden sind.

Entrechten und Verfolgen

Verfolgte Wissenschaft

Wissenschaftler*innen sind in Netzwerken verbunden. Die gebotene Unabhängigkeit steht dabei nicht zwangsläufig einer politischen Vernetzung entgegen. Forscher*innen tauschen sich untereinander aus und interagieren mit Vertreter*innen staatlicher Institutionen. • Nach 1933 waren auch die Angehörigen der Berliner Medizinischen Fakultät überwiegend bereit, mit ihren Methoden und Forschungsergebnissen die politisch-ideologischen und militärischen Ziele des NS-Staats zu unterstützen. Gegen die Entlassung und Verfolgung von Kolleg*innen regte sich nur vereinzelt Widerstand.

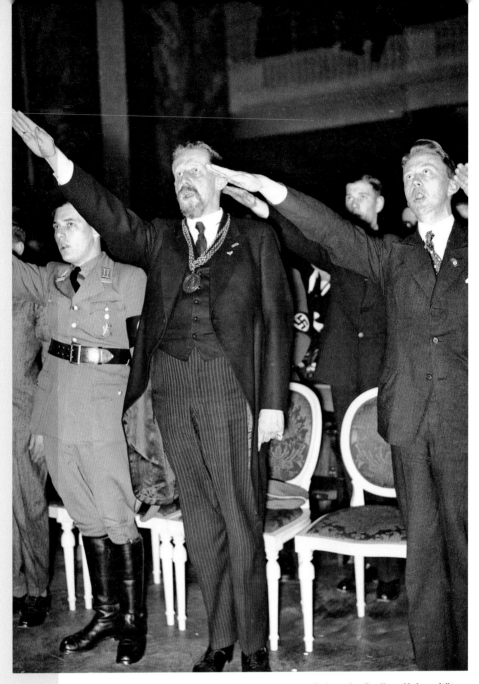

Der 1933 eingesetzte **Rektor der Berliner Universität Eugen Fischer** (1874 – 1967) bei einer Kundgebung, 1934 (Bildmitte). Der Mediziner und Vertreter der neuen Leitwissenschaft Rassenhygiene war zugleich Direktor des Kaiser-Wilhelm-Instituts für Anthropologie, menschliche Erblehre und Eugenik in Berlin-Dahlem. Links: Albert Derichsweiler, Führer des NS-Studentenbunds (NSDStB).

1934 | Fotografie | Eugen Fischer bei einer Kundgebung der Berliner Universität | Reproduktion | BArch | Sign. Bild 183-1998-0817-502.

Wissenschaftliche Interessen und Handlungsspielräume im NS-Staat. Das NS-Regime betrieb mit der »Gleichschaltung« in allen Bereichen der Gesellschaft die ideologische und organisatorische Ausrichtung auf den »Führerstaat«. An dieser Umformung waren auch die Berliner Universitätskliniken mit ihrem Personal mehrheitlich beteiligt. Ob in aktiver Unterstützung des NS-Regimes oder durch Anpassung; Hochschullehrer*innen nutzten ihre Handlungsspielräume in der Wissenschaft, um spezifische Fachinteressen zu verfolgen.

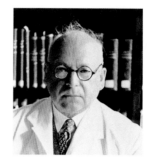

DER REICHSFÜHRER-ℋ

AN DIE ℋ-FÜHRER DES SANITÄTS-

DIENSTES

Diese Schrift eröffnet eine Reihe von Arbeiten, die sich an den ℋ-Arzt wenden. Sie enthält arisches Gedankengut, das über zwei Jahrtausende hinweg zu uns eine lebendige Sprache redet. Vor uns steht das Leben des großen griechischen Arztes Hippokrates in der untrennbaren Einheit von Charakter und Leistung. Es verkündet eine Sittlichkeit, deren Kräfte heute noch unverändert wirksam sind und auch in Zukunft ärztliches Tun und Denken bestimmen sollen. Diese Gedanken, losgelöst von ihrer zeitgebundenen Form, sollen als Ausdruck eines großen ärztlichen Lebens unserer Art einem jeden wahren Arzt in das Herz geschrieben sein.

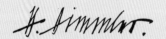

Paul Diepgen (1878–1966) leitete von 1929 bis 1946 das Institut für Geschichte der Medizin in Berlin. 1933 setzte er sich für entlassene jüdische Mitarbeiter*innen ein, begrüßte aber gleichzeitig das neue Regime. Er stellte sein Institut in den Dienst der NS-Ideologie und strebte einen Bedeutungszuwachs für sein Fach an. Nach seiner Emeritierung übernahm er 1947 in Mainz den Lehrstuhl für Medizingeschichte.

um 1935 | Fotografie | Paul Diepgen | Reproduktion IGM | Sign. 002865.

Vorwort Heinrich Himmlers in »Hippokrates. Gedanken ärztlicher Ethik aus dem Corpus Hippocraticum«, 1942. Das Werk entstand am Medizinhistorischen Institut. Diepgen arbeitete eng mit SS-Wissenschaftlern zusammen, die die Medizingeschichte instrumentalisierten, rassenhygienische Maßnahmen historisch zu begründen versuchten und ein neues ärztliches Ethos vermitteln wollten.

1942 | Buch | Auszüge aus: Bernward Josef Gottlieb (Bearb.), Hippokrates. Gedanken ärztlicher Ethik aus dem Corpus Hippocraticum (Ewiges Ärztтum, hg. vom Reichsarzt SS Ernst Robert Grawitz, Bd. 1), 2. Aufl. Prag | Reproduktion | IGM Sign. 44 Deont. 1942 2.

→ Karte des intendierten »Großgermanischen Reiches« mit »einzudeutschenden« Gebieten. Im Rahmen des »Generalplans Ost« verfasste der Rassenhygieniker Fritz Lenz Gutachten zur Ansiedlung »deutscher Menschen« in Osteuropa. Die Planungen sahen vor, Millionen slawischer und jüdischer Bewohner*innen zu versklaven, vertreiben oder ermorden. Nach 1945 wandte Lenz sich der Humangenetik zu und übernahm einen Lehrstuhl für »Menschliche Erblehre« in Göttingen.

2019 | Karte | Ausdehnung des intendierten »Großgermanischen Reichs« mit europäischen Grenzen von heute IGM, Christian Klier.

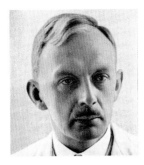

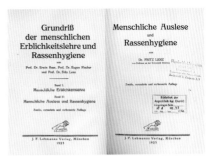

Fritz Lenz (1887–1976), Vordenker und Experte der Eugenik, übernahm 1933 den Lehrstuhl für Rassenhygiene in Berlin. Später wurde er auch Abteilungsleiter am Kaiser-Wilhelm-Institut für Anthropologie, Menschliche Erblehre und Eugenik.

1940 | Fotografie | Fritz Lenz | Reproduktion
IGM | Sign. 023368.

Das im Jahr 1921 erschienene **Standardwerk »Baur-Fischer-Lenz«** diente als wissenschaftliche Referenz für Maßnahmen der negativen Eugenik in der NS-Zeit. Adolf Hitler nahm wesentliche Inhalte in sein politisches Programm auf.

1923 | Buchtitel | Erwin Baur, Eugen Fischer, Fritz Lenz, Grundriss der menschlichen Erblichkeitslehre und Rassenhygiene, 2 Bde., 2. Aufl. München | Reproduktion
IGM | Sign. 53 Gen. 1923 2.

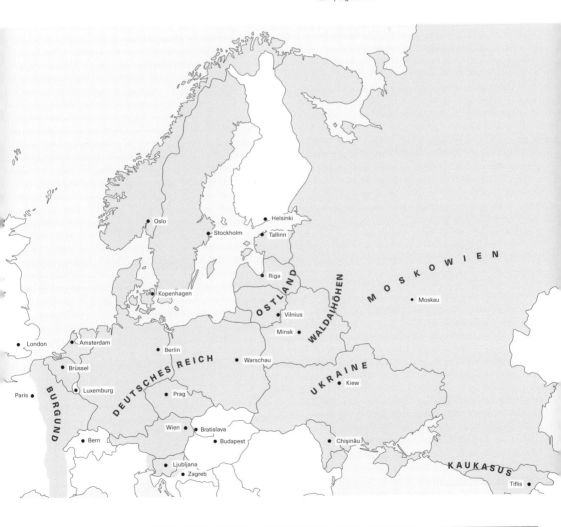

veranschlagte Werk „Deutsche Rassenkunde", von
dem bisher die ersten vier Bände erschienen sind.

Beurlaubungen an der Universität Berlin

Der preußische Kultusminister Rust hat gestern auf Grund des
Beamtengesetzes wieder eine Reihe von Professoren und Dozenten
der Universität Berlin mit sofortiger Wirkung beurlaubt.

Unter den Beurlaubten befinden sich drei Ordinarien, deren
Namen in der wissenschaftlichen Welt guten Klang haben:
Professor Eugen Mittwoch, Ordinarius für orientalische
Philologie und Direktor des Seminars für Orientalische Sprachen,
bekannt durch wertvolle Arbeiten über den Islam und die alten
Kulturen Südarabiens; Professor Julius Pokorny, Ordinarius
für keltische und indogermanische Sprachwissenschaft, der Verfasser
grundlegender Studien über Kultur und Literatur Irlands, und
Professor Issai Schur, Ordinarius für Mathematik (Algebra)
und Mitglied der Preußischen Akademie der Wissenschaften, der
wichtige Beiträge zur Gruppen-, Zahlen- und Funktionentheorie
veröffentlichte.

Aus dem Kreise der Honorarprofessoren, außerordentlichen Professoren und Dozenten wurden beurlaubt: Professor Kurt Birn-
baum (Psychiatrie, Kriminalpsychologie, Direktor der Irrenanstalt
Buch), Professor Franz Blumenthal (Hautkrankheiten), Professor Alfred Byk (Physik und Elektrotechnik), Professor Benno
Chajes (Dermatologie, Gewerbe- und Sozialhygiene, früher
Mitglied des Reichsgesundheitsrates und des Preußischen Landes-
gesundheitsrates), Dr. Konrad Cohn (Zahnheilkunde), Professor
Oskar Fischel (Kunstgeschichte), Professor Hans Frieden-
thal (Menschheitskunde und Physiologie), Professor Friedrich
Franz Friedmann (Tuberkuloseforschung und Tuberkulose-
bekämpfung), Professor Hermann Großmann (Wirtschafts-
chemie, Technologie), Professor Viktor Jollos (Zoologie, Ver-
erbungslehre), Dr. Otto Lipmann (angewandte Psychologie, Ar-
beitsforschung), Professor Alfred Manes (Versicherungswissen-

Tageszeitungen berichteten
regelmäßig über entlassene
Hochschullehrer*innen.

1933 | Zeitungsartikel | Beurlaubungen
an der Universität Berlin, in: Vossische
Zeitung, 03.05.1933, S. 2 | Reproduktion
SBB-PK.

Entzug der Lehrbefugnis des jüdischen Psychiaters
Franz Kramer (1878–1967). Schreiben des Preußischen
Wissenschaftsministeriums 1933.

1933 | Brief | Schreiben des Preußischen Wissenschaftsministeriums,
23.11.1933 | Reproduktion | UA-HUB | Sign. UK-Personalakten Franz
Kramer | Foto: Wolfgang Chodan.

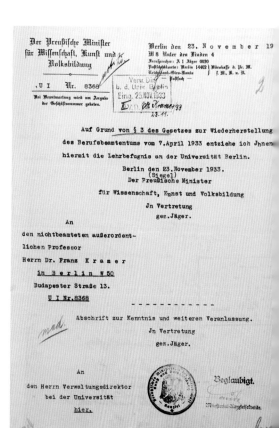

Entlassen und verfolgt. Das »Gesetz zur Wiederherstellung des Berufsbeamtentums« vom 7. April 1933
markierte den Beginn einer reichsweiten Entlassungs-
welle von Beschäftigten des öffentlichen Dienstes. Bis
1938 entließen die Berliner Universität und die Charité
über 160 Hochschullehrer*innen der Medizinischen
Fakultät und eine unbekannte Zahl weiterer Mitarbeiter*-
innen, die als politisch unangepasst und/oder »nicht-
arisch« galten. Mit ihnen wurden Forschungsansätze,
die der NS-Ideologie widersprachen, unterdrückt und
entsprechende Institute über kurz oder lang geschlossen.

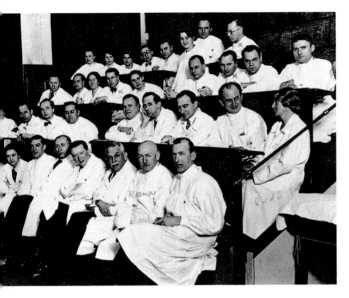

Gruppenbild in der Psychiatrischen und Nervenklinik der Charité mit **Franz Kramer** (1. Reihe, 2. v. r.) neben dem Klinikleiter Karl Bonhoeffer. Zu sehen ist auch Hans Pollnow (3. Reihe, 4. v. l.).

1932 | Fotografie | Mitarbeiter*innen der Psychiatrischen und Nervenklinik der Charité | Reproduktion Privatsammlung Klaus-Jürgen Neumärker.

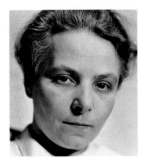

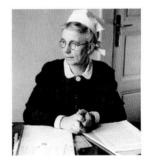

Edith Jacobson (1897–1978) absolvierte in den 1920er Jahren eine Zusatzausbildung zur Psychoanalytikerin und arbeitete kurzzeitig an der Psychiatrischen und Nervenklinik der Charité. Wie viele andere linke und jüdische Analytiker*innen wollte sie 1933 in die USA emigrieren, zögerte diesen Schritt aber aus familiären Gründen hinaus. Sie schloss sich einer Widerstandsgruppe an, die gefährdete Patient*innen ins Ausland brachte. 1935 wurde sie verhaftet und wegen Hochverrats zu zwei Jahren Zuchthaus verurteilt. Ihr gelang die Flucht aus dem Gefängnis und 1938 die Emigration in die USA, wo sie sich als Analytikerin niederließ.

o. J. | Fotografie | Edith Jacobson | Reproduktion Privatbesitz/GDW | Sign. 8519.

Emma Haase (1893–1984) legte 1927 an der Charité ihr Schwesternexamen ab. Als Leiterin einer kleinen kommunistischen Betriebszelle gab sie die »Bazille« heraus, eine Zeitung im Flugblattformat. 1933 wurde sie deshalb kurzzeitig inhaftiert und aus der Charité entlassen. Eine feste Anstellung fand sie erst wieder 1944 an der Universitätsfrauenklinik. Unmittelbar nach Kriegsende setzte die sowjetische Militäradministration sie als Oberin der Charité-Schwesternschaft ein. Sie gründete das Pflegemagazin »Heilberufe« und engagierte sich frauenpolitisch in der SED. 1950 wechselte sie als Oberin an das Ludwig-Hoffmann-Krankenhaus nach Berlin-Buch, wo sie für die Schwesternausbildung zuständig war.

um 1946 | Fotografie | Emma Haase, Oberin der Krankenschwestern der Berliner Charité | Reproduktion | Pressebild-Verlag Schirner/DHM Inv.-Nr. Schirn 15964/11.

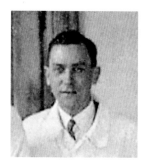

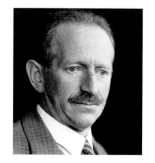

Hans Pollnow (1902–1943) arbeitete 1933 als Assistent an der Psychiatrischen und Nervenklinik der Charité. Gemeinsam mit seinem ebenfalls jüdischen Kollegen Franz Kramer beschrieb er 1932 erstmalig das Krankheitsbild ADHS (Aufmerksamkeitsdefizit-Hyperaktivitätsstörung). Seine Entlassung 1933 konnte Karl Bonhoeffer zwar nicht verhindern, er half ihm aber mit Empfehlungsschreiben, in Paris beruflich Fuß zu fassen. In Frankreich arbeitete Pollnow in einem Heim für verhaltensauffällige Kinder und hielt Vorlesungen an der Sorbonne. Im Zweiten Weltkrieg diente er freiwillig in der französischen Armee. 1943 wurde er in Pau verhaftet und in das KZ Mauthausen deportiert, wo er am 21. Oktober von Wachmännern erschossen wurde.

um 1929 | Fotografie | Hans Pollnow | Reproduktion Privatsammlung Klaus-Jürgen Neumärker.

Hans Hirschfeld (1873–1944), seit 1922 Professor am Krebsforschungsinstitut der Charité, wurde als Jude 1933 entlassen. Er blieb in Berlin, praktizierte in eigener Praxis und konzentrierte sich auf die Herausgeberschaft einer hämatologischen Zeitschrift. Wie allen jüdischen Ärzt*innen im Reich wurde ihm 1938 die publizistische Tätigkeit verboten und die Approbation entzogen. Als »Krankenbehandler« durfte er nur noch jüdische Patient*innen versorgen. Gemeinsam mit seiner Ehefrau wurde er 1942 in das Ghetto Theresienstadt deportiert, wo er bis zu seinem Tod im Jahr 1944 ärztlich tätig war. In der Berliner Droysenstraße 18 erinnert heute ein »Stolperstein« an ihn.

1933 | Fotografie | Hans Hirschfeld | Reproduktion Ullstein-Bild | Sign. 00719181.

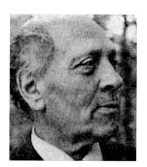

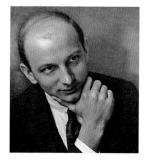

Der Internist und Sportmediziner **Herbert Herxheimer** (1894–1985) wurde 1932 außerordentlicher Professor an der Berliner Universität. Als »Frontkämpfer« des Ersten Weltkriegs konnte er 1933 zunächst weiter lehren. Kollegen und Studierende setzten ihn dabei massiv unter Druck und störten seine Vorlesungen. Auf Einladung eines britischen Kollegen emigrierte er nach London. 1957 kehrte er nach Berlin zurück und übernahm an der Freien Universität eine Professur mit Schwerpunkt Allergieforschung. Herbert Herxheimer starb 1985 in London.

o. J. | Fotografie | Herbert Herxheimer | Reproduktion | aus: British Medical Journal Vol. 291, No. 6508 (Nov. 30, 1985), p. 1581.

Die **konsequente Weigerung von Otto Krayer** (1899–1982), sich dem NS-Regime anzupassen, blieb in Deutschland die Ausnahme. Krayer war ab 1927 Assistent, später geschäftsführender Direktor am Pharmakologischen Institut der Universität Berlin. 1933 wurde er nach Düsseldorf berufen. Der dortige Lehrstuhlinhaber war wegen seiner jüdischen Herkunft entlassen worden. Otto Krayer hielt das für Unrecht, lehnte den Ruf ab und verließ noch 1933 Deutschland. 1937 erhielt er eine Professur an der Harvard-Universität in Boston, USA.

1928 | Fotografie | Otto Krayer | Reproduktion | Privatbesitz/ IGM | Sign. 024344.

Der Preußische Minister
für Wissenschaft, Kunst und
Volksbildung

U I Nr. 16661

Bei Beantwortung wird um Angabe
der Geschäftsnummer gebeten.

Berlin den 20. Juni 1933.
W 8 Unter den Linden 4
Fernsprecher: A 1 Jäger 0030
Postscheckkonto: Berlin 14402 | Bürokasse d. Pr. M.
Reichsbank-Giro-Konto } f. W. K. u. V.
— Postfach —

Jn Jhrem an meinen Sachreferenten gerichteten Schreiben vom
15. Juni d. Js. bringen Sie zum Ausdruck, daß Sie die Ausschaltung
jüdischer Wissenschaftler als ein Unrecht empfinden, und daß die
Empfindung dieses Unrechts Sie daran hindert, eine Jhnen angetra-
gene Vertretung zu übernehmen. Es steht Jhnen durchaus frei, Maßnahmen der Staatsregierung persönlich in beliebiger Weise zu
empfinden. Es geht aber nicht an, daß Sie die Ausübung Jhres Lehr-
berufs von diesen Empfindungen abhängig machen. Sie würden bei
dieser Jhrer Haltung in der nächsten Zeit auch keinen Lehrstuhl
an einer deutschen Universität übernehmen können.

Bis zur endgültigen Entscheidung auf Grund des § 4 des Gesetzes zur Wiederherstellung des Berufsbeamtentums untersage ich
Jhnen daher mit sofortiger Wirkung das Betreten staatlicher Jnsti-
tute sowie die Benutzung staatlicher Bibliotheken und wissenschaftlicher Hilfsmittel.

Jn Vertretung

Dr. Stuckart

An

Herrn Professor Dr. Krayer

z. Zt. G ö t t i n g e n .
–.–.–.–.–.–.–.–.–.–.–.–.–

Kein Lehrstuhl an einer deutschen Universität.
Schreiben des Preußischen Ministeriums für Wissenschaft, Kunst und Volksbildung an Otto Krayer, 1933. In Reaktion auf die Ablehnung Otto Krayers untersagte man
ihm das Betreten des Berliner Instituts. Der unterzeich-
nende Staatssekretär Wilhelm Stuckart (1902 – 1953) war
später an der Formulierung der »Nürnberger Gesetze«
beteiligt und Mitverfasser eines darauf bezogenen juristi-
schen »Kommentars zur deutschen Rassengesetzgebung«.

1933 | Brief | Das Preußische Ministerium für Wissenschaft an Otto
Krayer, 20.06.1933 | Reproduktion | aus: Klaus Starke, Dokumentation
anläßlich der Übergabe des Otto-Krayer-Hauses am 29. Oktober 2001
an die Albert-Ludwigs-Universität | https://portal.uni-freiburg.de/phar-
makologie/pics/krayer.pdf | Privatbesitz/IGM.

Uniformieren und Deformieren

Forschen und Lernen

Universitäten sind Räume des Forschens und Lernens, aber auch der Formierung und Erprobung politischen Wollens und Handelns. Häufig sind es Studierende, die sich gesellschaftlich engagieren und das politische System ihrer Zeit kritisieren. ● Nach dem Ersten Weltkrieg traten auch viele Medizinstudierende für völkische und nationalkonservative Gesellschaftskonzepte ein. Sie verstanden sich als Avantgarde einer politisierten Hochschule. ● Mit einem Stimmenanteil von 30 Prozent dominierte der Nationalsozialistische Deutsche Studentenbund seit 1932 die Gremien der Berliner Universität. Mit dem Umbruch 1933 schikanierte die NS-Studentenschaft verstärkt jüdische und politisch andersdenkende Kommiliton*innen und Dozent*innen. Sie unterstützte, auch mit Gewalt, die NS-Politik mit dem Ziel der »Säuberung« der Hochschule von allem »Undeutschen«. Am 10. Mai 1933 kulminierte die studentische Aktion »Wider den undeutschen Geist« in Berlin in der Bücherverbrennung auf dem damaligen Opernplatz.

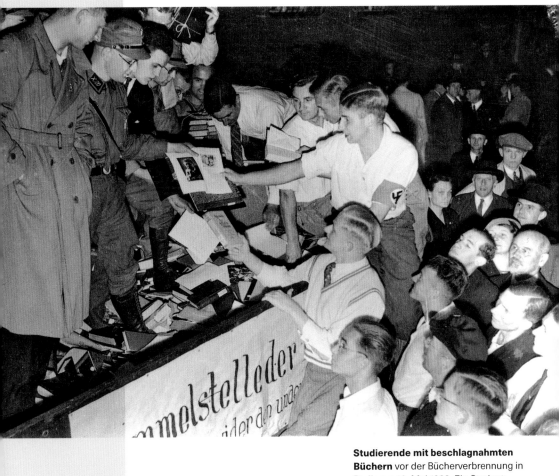

Studierende mit beschlagnahmten Büchern vor der Bücherverbrennung in Berlin am 10. Mai 1933. Ein Student präsentiert die »Geschlechtskunde« Magnus Hirschfelds.

1933 | Fotografie | Studierende mit beschlagnahmten Büchern für die Bücherverbrennung in Berlin, 10.05.1933 | Reproduktion | BArch | Sign. Bild 183-B0527-0001-776.

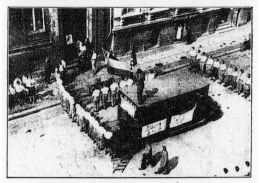

Leihbüchereien werden gesäubert

Studenten-Aktion gegen undeutsches Schrifttum

Plünderung der Bibliothek des 1919 gegründeten Instituts für Sexualwissenschaft u. a. durch Studierende der Veterinärmedizin, 1933.

1933 | Zeitung | Auszug aus: Leihbücherein werden gesäubert, in: Berliner Volks-Zeitung, 06.05.1933 Reproduktion | Magnus-Hirschfeld-Gesellschaft e. V. Berlin.

Bei Magnus Hirschfeld wird ausgeräumt

Heute vormittag festen fich im Auftrage des Kampfausschuffes „Wider den undeutschen Geist" der Deutschen Studentenschaft, Kreis X (Brandenburg), fünf studentische Stoßtrupps in Bewegung, um sämtliche Volksleihbüchereien in Berlin einer Säuberung zu unterziehen. Der größte Schlag im Verlaufe der Aktion wurde gegen die Magnus-Hirschfeld-Sammlung geführt, die einer eingehenden Untersuchung nach undeutschen Schriften unterzogen wurde.

Wie wir erfahren, richtet sich die Aktion selbstverständlich nur gegen die der breiten Oeffentlichkeit zugänglichen Büchereien. Die städtischen Büchereien haben bereits vor einigen Wochen begonnen, ihre Bücherbestände auf undeutsches Schrifttum zu sichten und dementsprechend die undeutschen Druckschriften daraus zu entfernen. Sie haben diese aussortierten Bücher und Schriften den Studentenstoßtrupps ausgehändigt, damit sie gemeinsam mit den an anderen Stellen gesammelten Büchern am kommenden Mittwoch auf dem Opernplatz verbrannt werden können.

Büchereien, die ausschließlich wissenschaftlichen Zwecken dienen, bleiben selbstverständlich von der Aktion verschont. Hausbüchereien werden, soweit bisher festgestellt, nicht von der Aktion erfaßt; es bleibt vielmehr jedem Deutschen anheimgestellt, seine Hausbibliothek von undeutschem Schrifttum zu säubern und die undeutschen Bücher der Deutschen Studentenschaft zum Verbrennen zur Verfügung zu stellen.

Am Schluß der Aktion im Institut für Sexualwissenschaft trat die deutsche Studentenschaft vor dem Haus an. Der Vorsitzende des Kreises X der Deutschen Studentenschaft, Gutjahr,

erklärte das Institut für geschlossen

und betonte, die deutsche Studentenschaft werde nicht mehr zulassen, daß von hier aus das deutsche Volk in angeblich wissenschaftlichen Vorträgen und durch angeblich wissenschaftliche Bücher moralisch verseucht werde. Die Lieder „Deutsche Mädchen, deutsche Frauen nehmen wir in unseren Schutz" und „Burschen heraus" schlossen die Aktion im Magnus-Hirschfeld-Institut.

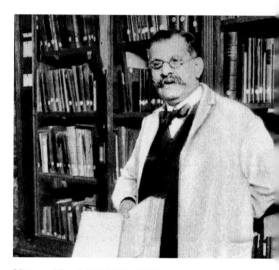

Magnus Hirschfeld (1868–1935) in der Bibliothek des Instituts für Sexualwissenschaft vor der Plünderung. Der jüdische Institutsgründer war wegen seiner sexualwissenschaftlichen Ansichten anhaltenden Anfeindungen ausgesetzt und verließ Deutschland 1932.

vor 1932 | Fotografie | Magnus Hirschfeld | Reproduktion | Magnus-Hirschfeld-Gesellschaft e. V. Berlin.

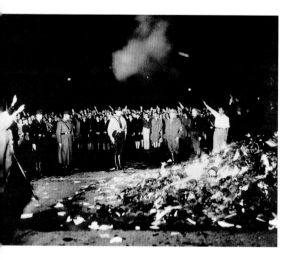

Bücherverbrennung auf dem Berliner Opernplatz, 1933. Studierende warfen Hirschfelds Schriften zusammen mit denen Sigmund Freuds unter dem Feuerspruch »gegen seelenzerfasernde Überschätzung des Trieblebens« in die Flammen.

1933 | Fotografie | Bücherverbrennung in Berlin, 10.05.1933 | Reproduktion | BArch, Georg Pahl Sign. Bild 102-14597.

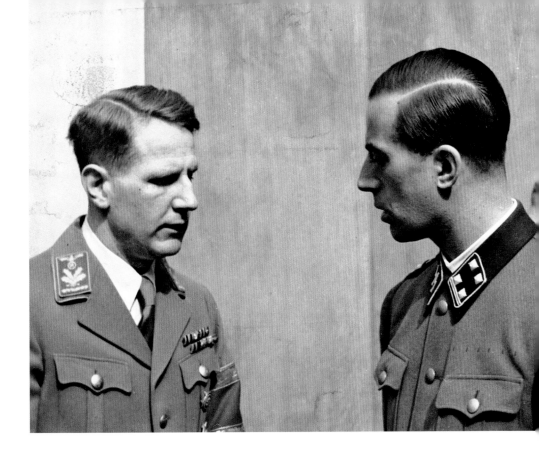

- »1918 Mitbegründer und Schriftführer des antisemitischen Vereins ›Deutscher Volksbund‹
- 1919 erste politische Diskussionsrede gegen Karl Liebknecht
- 1919 während des Spartakus-Aufstandes im Überwachungsdienst der Garde-Kav.-Schützendivision
- 1920 techn. Nothelfer beim Kapp-Putsch
- 1921/23 Wikingbund
- 1923 SA-Erlangen
- 1927 erster SA-Arzt in Berlin, Organisation des Sanitätsdienstes der SA, dann SS-Oberarzt Ost.
- Hilfskassenarzt Berlin, Leiter des
- NSD-Ärztebundes Gau Berlin«

1938 | Zitat | aus: Fragebogen für kommunalpolitische Fachredner der Partei | BArch | Sign. BDC, SSO, Conti, Dr. Leonardo, 24.09.1900, Bl. 2878.

Reichsgesundheitsführer **Leonardo Conti** (links im Bild) im Gespräch mit Karl Brandt, Bevollmächtigter für das Sanitäts- und Gesundheitswesen, August 1942.

1942 | Fotografie | Dr. Leonardo Conti und Prof. Dr. Karl Brandt | Reproduktion | BArch Sign. Bild183-B21967.

Vom politisch aktiven Medizinstuden-ten zum Reichsgesundheitsführer.
Angaben Leonardo Contis (1900–1945) in einem Fragebogen für kommunalpoliti-sche Fachredner der NSDAP, 1938. Conti hatte bereits während seines Medizin-studiums von 1919 bis 1923 in Berlin und Erlangen der völkisch-antisemitischen Studentenschaft angehört und Erfahrun-gen in der politischen Auseinandersetzung gesammelt, die auch Gewalt einschlossen. Sein Aufstieg zum mächtigen Standes- und Gesundheitspolitiker nahm hier seinen Anfang. Seit 1939 war er für das gesamte zivile Gesundheitswesen zuständig und an der Organisation von Menschenversuchen wie auch der NS-Krankenmorde beteiligt.

Verfolgte Studierende in Berlin. Nach der »Machtergreifung« verschärften antisemitische Übergriffe den Druck auf jüdische Kommiliton*-innen. An der Berliner Universität wurden über 800 Studierende der Medizin und Zahnmedizin »rassisch« verfolgt. Über 100 Studierende schloss die Universität aus politischen Gründen vom Studium aus – so viele wie keine andere deutsche Universität. Fast ein Drittel waren Frauen.

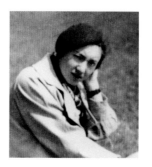

Doris Maase, geb. Franck (1911 – 1979), als Abiturientin 1928. Wegen »kommunistischer Betätigung« am 10. Oktober 1933 relegiert, wurde sie später im KZ Ravensbrück inhaftiert. Nach Kriegsende praktizierte sie als niedergelassene Ärztin in Düsseldorf.

1928 | Fotografie | Doris Maase | Reproduktion Privatbesitz/MGR-SBG | Sign. 98/32.

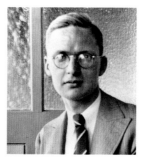

Alfred Bergmann (1910 – 1940), relegiert wegen »kommunistischer Betätigung« am 11. Juli 1933, emigrierte in die Schweiz, wo er sein Studium abschloss. Dort wurde er denunziert, denunziert, daraufhin ausgeliefert und 1940 von der Geheimen Staatspolizei ermordet. In der Uhlandstraße 194A in Berlin-Charlottenburg erinnert heute ein »Stolperstein« an ihn.

o. J. | Fotografie | Alfred Bergmann | Reproduktion Privatbesitz/GDW | Sign. 8368.

Gesetz zum Ausschluss jüdischer Studierender, 1933

1933 | Reichsgesetzblatt | Gesetz gegen die Überfüllung deutscher Schulen und Hochschulen, 25.04.1933, in: RGBl. I Nr. 43 (1933), S. 225 | Reproduktion | Digitalisat Deutsches Reichsgesetzblatt 1933 | wikisource.org.

Schreiben des Volksgerichtshofes an die Universität Berlin über die Anklageerhebung gegen die Medizinstudentin **Vera Wulff** (*1920), 1944. Einige wenige Medizinstudierende beteiligten sich aktiv am Widerstand gegen das NS-Regime. Vera Wulff gehörte dem Umfeld der Widerstandsgruppe »Rote Kapelle« an. 1944 brachte sie gemeinsam mit ihrem Vater und ihrer Schwester heimlich ein Mitglied der Gruppe in ihrer Wohnung unter. Sie wurde verhaftet und am 1. November 1944 zu vier Jahren Zuchthaus verurteilt.

1944 | Brief | Schreiben des Volksgerichtshofes an die Universität Berlin, 04.08.1944 | Reproduktion UA-HUB | Sign. Universitätsrechtsrat Nr. 3069 Foto: Wolfgang Chodan.

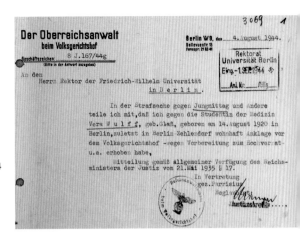

Gesuch auf Zulassung zur Promotion an der Universität Bern von **Herta Ruth Selbiger** (1910–1942), 1937. Seit 1937 wurde deutschen Jüdinnen und Juden die Zulassung zur Promotion verwehrt, 1938 folgte die endgültige Verbannung von den Hochschulen. Nach ihrem medizinischen Staatsexamen 1935/36 in Berlin promovierte Herta Ruth Selbiger an der Universität in Bern, blieb aber weiterhin in Berlin. 1942 wurde sie nach Riga deportiert und ermordet. Seit 2010 erinnert ein »Stolperstein« vor dem Hauptgebäude der Humboldt-Universität Berlin an sie.

1937 | Brief | Gesuch auf Zulassung zur Promotion an der Universität Bern von Herta Ruth Selbiger, 02.12.1937 | Reproduktion | Staatsarchiv des Kantons Bern | Sign. Akte BB05.10.122.

»Ich wurde nicht von anderen Studenten bedroht, aber gerade die Tatsache, dass ich praktisch nur von Studenten mit dem Hakenkreuz an der Uniform umgeben war, war keine erfreuliche Situation. Alle Professoren und Dozenten begannen ihre Lektionen mit dem Nazigruß.«

2001 | Zitat | aus: Heinz W. Markwald, in: Spurensuche. Kommilitonen von 1933. Humboldt-Universität Berlin, S. 42.

Heinz W. Markwald (1911–2004) studierte von 1930 bis 1936 an der Berliner Universität. Als jüdischer Kommilitone erhielt er seine Promotionsurkunde 1937 unter der Bedingung, innerhalb von 60 Tagen das Land zu verlassen. Er emigrierte in die USA. 2004 starb er in New Hartford (Connecticut).

LITERATURAUSWAHL

Thomas Beddies, Heinz-Peter Schmiedebach (Hg.), Hefte zur Geschichte der Charité – Universitätsmedizin:
· Heft 1: Thomas Beddies, Traditionsbruch ohne Neuanfang. Die I. Chirurgische Klinik der Berliner Universität im »Dritten Reich«, Berlin 2017.
· Heft 2: Hans Christian Jasch, Rhoda Erdmann (1870–1935). Leben und Karriere einer frühen Krebsforscherin zwischen internationaler Anerkennung und nationaler Marginalisierung, Berlin 2017.
· Heft 3: Lisa Glauer, Wolfgang Knapp, Erinnern und Vergessen. Zwischen Medizin und Kunst, Berlin 2018.
· Heft 4: Judith Hahn, Leibesübungen und Leistungsmedizin. Der Sportarzt Karl Gebhardt und die Heilanstalten Hohenlychen in der NS-Zeit, Berlin 2018.
· Heft 5: Andreas Winkelmann, Sezieren und Sammeln. 300 Jahre Berliner Anatomie 1713 bis heute, Berlin 2018.
· Heft 6: Heinz-Peter Schmiedebach. Psychiatrie im Nationalsozialismus an der Charité und in Berlin, Berlin 2018.
· Heft 7: Susanne Doetz, Walter Stoeckel und die I. Berliner Universitätsfrauenklinik im Nationalsozialismus, Berlin 2019.

Thomas Beddies (Hg.), Im Gedenken der Kinder. Die Kinderärzte und die Verbrechen an Kindern in der NS-Zeit, Berlin 2011.

Johanna Bleker, Volker Hess (Hg.), Die Charité. Geschichte(n) eines Krankenhauses, Berlin 2010.

Susanne Doetz, Christoph Kopke, »und dürfen das Krankenhaus nicht mehr betreten«. Der Ausschluss jüdischer und politisch unerwünschter Ärztinnen und Ärzte aus dem Berliner städtischen Gesundheitswesen 1933–1945, Berlin 2018.

Angelika Ebbinghaus, Klaus Dörner (Hg.), Heilen und Vernichten. Der Nürnberger Ärzteprozeß und seine Folgen, Berlin 2001.

Petra Fuchs et al. (Hg.), »Das Vergessen der Vernichtung ist Teil der Vernichtung selbst«. Lebensgeschichten von Opfern der nationalsozialistischen »Euthanasie«, 2. Auflage Göttingen 2008.

https://gedenkort.charite.de

Judith Hahn, Thomas Schnalke (Hg.), Auf Messers Schneide. Der Chirurg Ferdinand Sauerbruch zwischen Medizin und Mythos. Katalog zur Ausstellung, Berlin 2019.

Christoph Jahr unter Mitarbeit Rebecca Schaarschmidt (Hg.), Die Berliner Universität in der NS-Zeit, 2 Bde., Stuttgart 2005.

Alexander Mitscherlich, Fred Mielke (Hg.), Medizin ohne Menschlichkeit. Dokumente des Nürnberger Ärzteprozesses, Frankfurt/Main 1995.

Sabine Schleiermacher, Udo Schagen (Hg.), Die Charité im Dritten Reich. Zur Dienstbarkeit medizinischer Wissenschaft im Nationalsozialismus, 2. überarbeitete Auflage als E-Book 2019, https://charite.zeit-archiv.de.

Rebecca Schwoch (Hg.), Berliner jüdische Kassenärzte und ihr Schicksal im Nationalsozialismus. Ein Gedenkbuch, Berlin 2009.

Holger Stoecker, Thomas Schnalke, Andreas Winkelmann (Hg.), Sammeln, Erforschen, Zurückgeben? Menschliche Gebeine aus der Kolonialzeit in akademischen und musealen Sammlungen, Berlin 2013.

Heinz-Elmar Tenorth (Hg.), Geschichte der Universität unter den Linden 1810–2010, 6 Bde., Berlin 2012.

Johannes Tuchel, Hinrichtungen im Strafgefängnis Berlin-Plötzensee 1933 bis 1945 und der Anatom Hermann Stieve, Berlin 2019.

IMPRESSUM AUSSTELLUNG

»Der Anfang war eine feine Verschiebung in der Grundeinstellung der Ärzte«
Die Charité im Nationalsozialismus und die Gefährdungen der modernen Medizin

Eine Ausstellung der Projektgruppe »Wissenschaft in Verantwortung – GeDenkOrt.Charité« eröffnet im November 2017

Projektgruppe
Thomas Beddies, Gerda Fabert, Lisa Glauer, Judith Hahn, Laura Hottenrott, Wolfgang Knapp, Lea Münch, Heinz-Peter Schmiedebach, Malte Schmieding, Thomas Schnalke, Rachel Seeling

Kuratorinnen
Judith Hahn, Laura Hottenrott

Fachliche Beratung
Thomas Beddies, Heinz-Peter Schmiedebach, Thomas Schnalke

Gestaltung/Konzept
Ralf Butschkow, Wolfgang Chodan, Sabrina Elßel

Ausstellungsbau, Holz-, Elektroarbeiten und Beleuchtung
Dr. Helmut Wolter GmbH, Holzmanufaktur in Kreuzberg GmbH, Elektro-Joachim GmbH

Lektorat
Monika Chodan

Übersetzungen
Lee Holt

Archive und Leihgeber
Archiv der Max Planck Gesellschaft (AMPG) | bpk-Bildagentur (bpk) | Berliner Medizinhistorisches Museum der Charité (BMM) | Bildarchiv Institut für Geschichte der Medizin und Ethik in der Medizin, Charité –Universitätsmedizin Berlin (IGM) | Brandenburgisches Landeshauptarchiv (BLHA) | Bundesarchiv (BArch) | Centrum für Anatomie Charité – Universitätsmedizin Berlin | Charité – Universitätsmedizin Berlin (Charité) | Deutsches Historisches Museum Berlin (DHM) | Gedenkstätte Deutscher Widerstand (GDW) | Harvard Law School Library, Harvard University | Hessisches Hauptstaatsarchiv Wiesbaden (HHStAW) | Landesarchiv Berlin (LAB) | Leo Baeck Institut | Magnus-Hirschfeld-Gesellschaft e. V. Berlin | Mahn- und Gedenkstätte Ravensbrück, Stiftung Brandenburgische Gedenkstätten (MGR-SBG) | Museum des Martyriums »Unter der Uhr« Lublin. Muzeum Martyrologii »Pod Zegarem« | Parlamentsarchiv des Deutschen Bundestages (PA-DBT) | Privatsammlungen von Hans Coppi, Benjamin Katz, Klaus Leutner, Klaus-Jürgen Neumärker, Privatarchiv Bumenthal/Tim Ohnhäuser, Erika Wagner | Psychiatriehistorisches Archiv der Charité (HPAC) | Robert Koch-Institut Berlin (RKI) | Staatliche Museen zu Berlin, Museum für Vor- und Frühgeschichte (SMB-MVuF) | Staatsarchiv Bern | Stiftung Stadtmuseum Berlin (Stadtmuseum Berlin) | Ullstein Bild | United States Holocaust Memorial Museum (USHMM) | Universitätsarchiv bzw. -bibliothek der Humboldt-Universität zu Berlin (UA-HUB, UB-HUB) | Zentral- und Landesbibliothek Berlin (ZLB)

Dank für fachliche und organisatorische Unterstützung sowie die Überlassung von Bildmaterial an: Thomas Bruns, Verena Bunkus, Hans Coppi, Susanne Doetz, Petra Fuchs, Martin Hagmayr, Rainer Herrn, Evelyn Heuckendorf, Benjamin Katz, Johanna Langenbrinck, Klaus Leutner, Astrid Ley, Klaus-Jürgen Neumärker, Tim Ohnhäuser, Sandra Otzen, Aleksandra Pawliczek, Udo Schagen, Marie Schlotter, Melanie Scholz, Vera Seehausen, Holger Stoecker, Erika Wagner, Andreas Winkelmann

»Wissenschaft in Verantwortung – GeDenkOrt.Charité« ist ein Kooperationsprojekt der Charité – Universitätsmedizin Berlin mit der Universität der Künste Berlin. Seit 2011 initiiert und unterstützt es Aktivitäten, die sich mit Gefährdungen der modernen Medizin in Geschichte und Gegenwart auseinandersetzen. Erste künstlerische Entwürfe für einen Ort des Erinnerns an der Charité legten Kunststudierende 2011 vor: Barbara Antal, Anne Moirier, Persefoni Myrtsou, Orkun Sahin, Amanda Vietta Andersen. 2018 wurde ein interaktiver Erinnerungsweg »REMEMBER« der Künstler*innen Sharon Paz, Jürgen Salzmann und Karl-Heinz Stenz eröffnet. Auf der Internetseite gedenkort.charite.de stellt das Projekt Biografien von im Nationalsozialismus verfolgten Wissenschaftler*innen und Mitarbeiter*innen der Charité bereit und informiert über aktuelle Entwicklungen.

 Universität der Künste Berlin

 CHARITÉ
GeDenkOrt
Wissenschaft in Verantwortung

Die Realisierung ermöglichten:

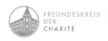 FREUNDESKREIS DER CHARITÉ LOTTO STIFTUNG BERLIN

friede springer stiftung